DR. MED. PETER HANNEMANN

Gut leben mit COPD

Endlich wieder durchatmen
Der Patientenratgeber

4. Auflage

Für Nini, Janni und Marie

humboldt

VORWORT

Liebe Leserin, lieber Leser,

dem Autor gebührt große Anerkennung für diese Erstauflage eines überaus informativen und lesenswerten Patientenratgebers über eine der wichtigsten Volkskrankheiten – der chronisch obstruktiven Lungenerkrankung.

Trotz aller Fortschritte in der Medizin leidet in der Bundesrepublik Deutschland jeder vierte Mensch über 70 Jahren an einer COPD. Die Zahl der Todesfälle aufgrund dieser Erkrankung nimmt stetig zu, sie ist weltweit inzwischen auf Platz 4 der Todesursachenstatistik gerückt.

Besondere Bedeutung hat eine möglichst frühzeitige und fachgerechte Diagnosesicherung einer COPD, denn einmal zerstörtes Lungengewebe lässt sich nicht mehr reparieren. Die COPD entsteht auf dem Boden einer chronischen Entzündung der Bronchien und des Lungengewebes. Hauptursache dieses chronischen Entzündungsprozesses ist das Rauchen. So entwickelt sich bei 9 von 10 COPD-Patienten die Erkrankung durch Tabakrauch, nur bei jedem zehnten COPD-Patienten ist eine anderweitige Ursache für die Entstehung der Krankheit verantwortlich.

Dem Autor dieses Ratgebers ist es in hervorragender Weise gelungen, durch gut verständliche Informationen den Patienten von Beginn an in die erforderliche Therapie seiner Erkrankung mit einzubinden. Dieses setzt voraus, dass der Patient umfänglich über die Entstehung der COPD, die weiterführende Diagnostik und die krankheitsstadiengerechten Behandlungsmöglichkeiten informiert ist.

Dr. Peter Hannemann beginnt mit einer klaren und verständlichen Präsentation der verschiedenen Ursachen der COPD, gefolgt von der Darstellung der typischen Beschwerden und der ergänzenden Diagnoseverfahren. Besonders breiten Raum nehmen die verschiedenen Bausteine der Therapie und die Therapieziele ein – Luftnot lindern, Verschlimmerungen verhindern und das Fortschreiten der Erkrankung aufhalten. In gut verständlicher Weise werden die Wirkung bronchialerweiternder Medikamente und die Inhalationstherapie erläutert. Ergänzend werden die wichtigsten Notfallmaßnahmen bei akuten Verschlechterungen und unterstützende präventive Maßnahmen wie die Impfungen dargestellt. Abgerundet wird das Kapitel durch die nichtmedikamentösen Verfahren wie Sauerstofflangzeittherapie und Maskenbeatmung.

Besonders lesenswert ist zum Abschluss das Kapitel über die Maßnahmen, welche jeder betroffene Patient selbst ergreifen kann und sollte. Neben dem Erlernen spezieller Atemtechniken, der konsequenten Raucherentwöhnung, Sport und Ernährung wird auch eingegangen auf die Fragen der Berufs- und Reisefähigkeit.

Mit fundiertem Wissen, in dem sich die jahrelange klinische Erfahrung als Chefarzt einer renommierten Klinik für Pneumologie und Beatmungsmedizin in einem großen norddeutschen Krankenhaus widerspiegelt, gelingt es dem Autor, an die Erfolge seiner vorangegangenen Patientenratgeber zum Asthma bronchiale und zum Schlaf-Apnoe-Syndrom anzuknüpfen.

Ich wünsche dem Buch eine weite Verbreitung und dass es zum persönlichen Besitz möglichst vieler betroffener COPD-Patienten wird.

Dr. med. Martina Wenker
Präsidentin der Ärztekammer Niedersachsen
Vizepräsidentin der Bundesärztekammer

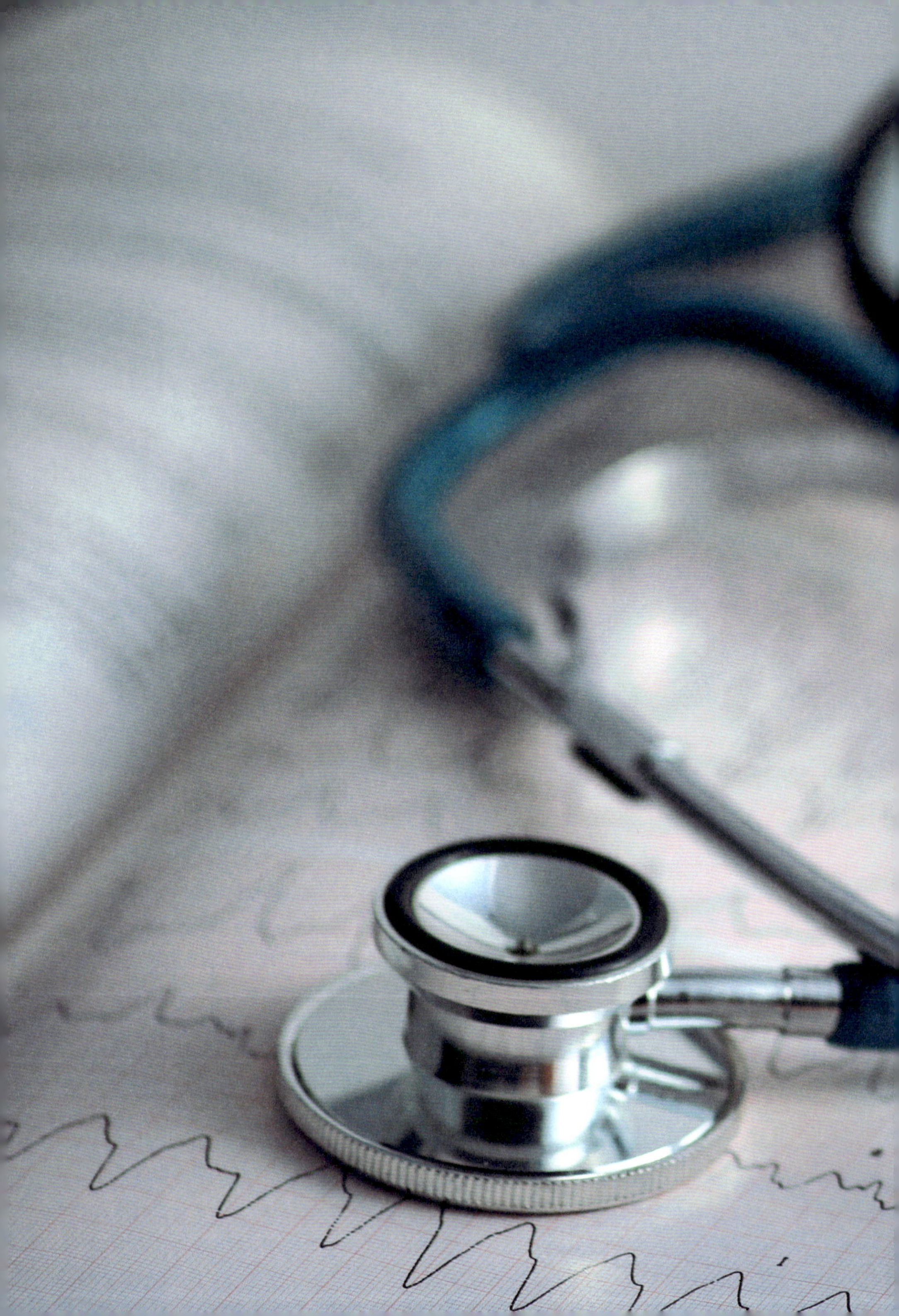

ALLES WICHTIGE ZUR COPD

Die COPD ist eine häufige, dennoch weitgehend unbekannte Krankheit. Wie sie entsteht, welche Ursachen sie haben kann und welche Rolle dabei das Rauchen spielt, erfahren Sie in diesem Kapitel. Ausführliche Beschreibungen der verschiedenen Methoden, wie eine COPD festgestellt wird, ergänzen die Erläuterungen zur Erkrankung.

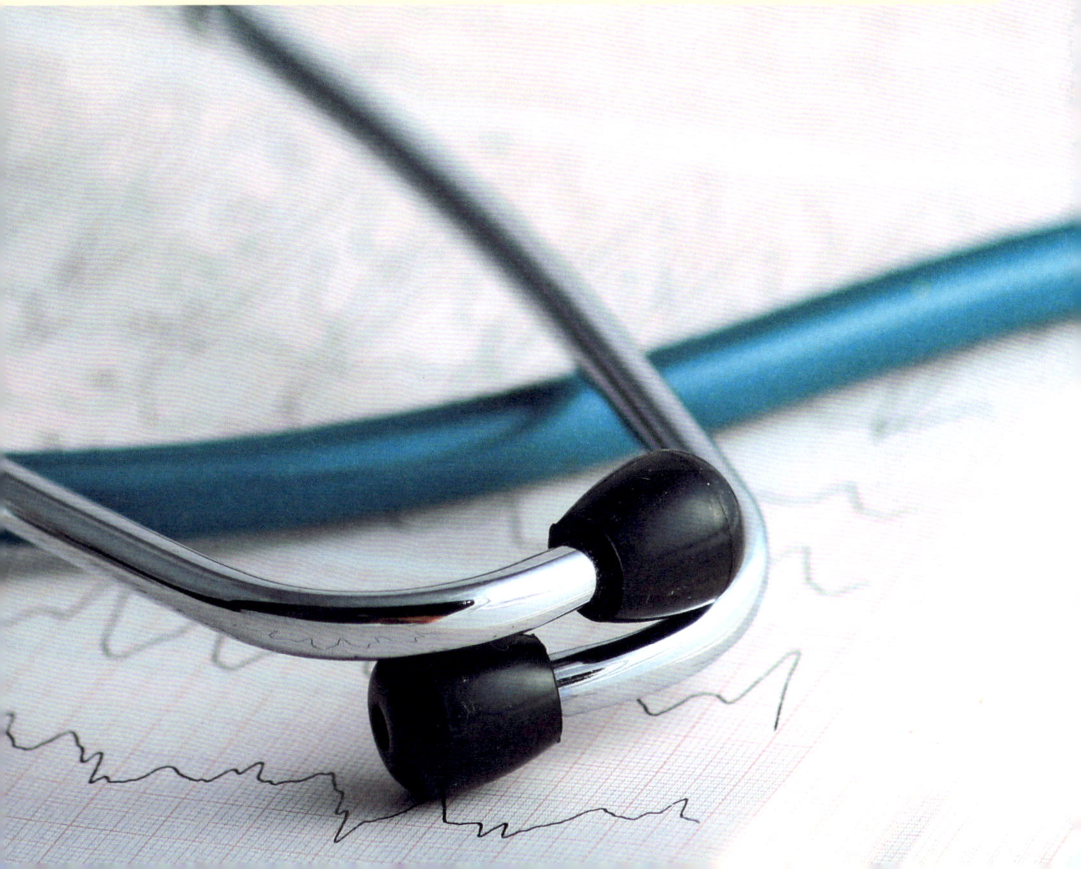

COPD: Was ist das?

Im Gegensatz zu Krebs, Diabetes und Herz-Kreislauf-Erkrankungen wird die Lungenkrankheit COPD selten in der Öffentlichkeit thematisiert, dabei ist das Bedürfnis nach seriöser Information und Aufklärung größer denn je. Fangen wir deshalb ganz von vorne an: Was bedeutet die Abkürzung COPD überhaupt? COPD steht für *Chronic Obstructive Pulmonary Disease*, was frei übersetzt so viel heißt wie „chronische Lungenkrankheit mit verengten Atemwegen". Andere Bezeichnungen sind COLD (*Chronic Obstructive Lung Disease*) oder chronisch obstruktive Bronchitis. Das Wort „obstruktiv" taucht in allen Bezeichnungen auf, denn es charakterisiert die Erkrankung: Obstruktion heißt Verengung. Gemeint ist die Verengung der Bronchien, und durch diese Bronchialverengung kommt die Luftnot zustande.

> !
>
> Obstruktion heißt Verengung.

Die COPD ist nicht die einzige Erkrankung mit verengten Bronchien. Auch das Asthma bronchiale zeichnet sich durch eine Bronchialverengung aus. Dass Asthma und COPD zwei verschiedene Erkrankungen sind, obwohl sie beide zu einer Verengung der Bronchien führen und sich in diesem Punkt ähnlich zu sein scheinen, war nicht immer klar. Heute verstehen wir unter COPD eine Erkrankung, die durch vier Merkmale charakterisiert ist:

Hauptmerkmal sind die verengten Bronchien. Die Verengung bildet sich niemals vollständig zurück (im Gegensatz zum Asthma).

Neben der Bronchialverengung ist eine chronische Entzündung der Bronchien typisch für die COPD.

Durch die Entzündung ändert sich die Architektur der Bronchien: Die Bronchialwand wird dicker, der Innendurchmesser der Bronchien kleiner. Außerdem verlieren die Schleimhautzellen, die die Bronchien auskleiden, durch die Entzündung einen Teil ihrer Flimmerhärchen, die für den Schleimtransport zuständig sind, und die Anzahl schleimproduzierender Zellen nimmt zu.

Dieser Umbau der Schleimhaut hat zur Folge, dass sie ihre Funktion bei der Abwehr von Krankheitserregern nur noch unzureichend wahrnehmen kann.

Die vier Merkmale der COPD

- dauerhafte Bronchialverengung
- chronische Entzündung der Bronchien
- Veränderung der Architektur der Bronchialwand
- verringerte Abwehrkraft bei der Bekämpfung von Krankheitserregern

Zahlen, Daten, Fakten

Die Erforschung der COPD stand lange Zeit im Schatten der Asthmaforschung. Dabei entstand manchmal der Eindruck, als sei Asthma die bedeutendere Erkrankung – obwohl bekannt war, dass die COPD die viel häufigere und viel gefährlichere Krankheit war. Die Häufigkeit der COPD in Deutschland wurde 2003 durch die sogenannte „Krankheitskostenstudie“ ermittelt: Diese Untersuchung schätzte die Zahl der COPD-Kranken in Deutschland auf drei Millionen Menschen, also etwa 7–8 % der über 40-Jährigen.

Leider mussten diese Zahlen fünf Jahre später noch einmal nach oben korrigiert werden: 2008 zeigte eine Studie, dass die Krankheitskostenstudie die Bedeutung der COPD weit unterschätzt hatte: In 35 Ländern hatte man jeweils 300 Männer und Frauen, die älter als 40 Jahre waren, auf das Vorliegen einer COPD untersucht. Dabei stand Deutschland relativ gut da, weil es im internationalen Vergleich die niedrigste COPD-Häufigkeit für sich beanspruchen konnte: 13,3 % der Untersuchten hatten hier eine COPD, aber das waren immerhin zwei Millionen Menschen mehr als bisher angenommen! Mit zunehmendem Alter nahm die Häufigkeit zu; bei den über 70-Jährigen litten 27 %, also etwa jeder Vierte, unter einer COPD. Ganz besonders erschreckend war je-

!

Jeder vierte Mensch über 70 leidet unter einer COPD.

doch, dass jeder zweite Betroffene von seiner Erkrankung gar nichts wusste!

Weltweit leiden nach Angaben der Weltgesundheitsorganisation WHO etwa 65 Millionen Menschen an einer mittelschweren bis schweren COPD. Mehr als drei Millionen Menschen sterben jedes Jahr an ihren Folgen, jeder 20. Todesfall geht auf eine COPD zurück. Dass COPD-Patienten im Durchschnitt neun Jahre früher sterben als Menschen ohne diese Erkrankung, macht die verheerenden Auswirkungen der COPD vielleicht noch anschaulicher. Und während es in den letzten 40 Jahren gelungen ist, viele Erkrankungen zurückzudrängen oder ihnen den Schrecken zu nehmen, zeigt sich bei der COPD ein ganz anderer Trend: Die Sterblichkeit an COPD nimmt kontinuierlich zu, während sie z. B. bei der koronaren Herzerkrankung, beim Schlaganfall und bei anderen Gefäßerkrankungen aufgrund des medizinischen Fortschritts eindrucksvoll zurückgeht.

!

Die Häufigkeit von COPD hat in den letzten Jahren leider noch zugenommen.

Die Zahl der Todesfälle, die auf eine COPD zurückzuführen sind, nimmt kontinuierlich zu. Lag die COPD 1990 in der Todesursachenstatistik weltweit noch auf Platz sechs und war für 8 % der Sterbefälle verantwortlich, so war sie 2012 nach Angaben der Weltgesundheitsorganisation auf Platz vier vorgerückt, da die Erkrankungszahlen weiter steigen. Die WHO-Prognose für 2030 hat die COPD bereits 2019 erreicht und ist inzwischen die dritthäufigste Todesursache.

Lunge und Atmung

Um die Schäden zu verstehen, die die COPD an Bronchien und Lunge verursacht, sehen wir uns zunächst an, wie Lunge und Bronchialsystem aufgebaut sind und wie sie funktionieren.

Sauerstoff zum Leben

Unser Körper besteht aus etwa 60 Billionen Zellen. Jede dieser Zellen benötigt Energie, um ihre vielfältigen Funktionen zu erfüllen. Eiweiße, Kohlenhydrate und Fette, die im Magen-Darm-Trakt zerkleinert und in ihre Bestandteile aufgespalten werden, werden auf dem Blutweg zu den Zellen transportiert, in das Zellinnere aufgenommen und dort weiter abgebaut. Schließlich werden die so entstandenen Moleküle in den Energiezentren der Zellen, den Mitochondrien, unter Zuhilfenahme von Sauerstoff in Wasser und Kohlendioxid oder Harnstoff zerlegt. Bei dieser chemischen Reaktion, einer Oxidation, wird Energie frei, mit deren Hilfe kleine Energiespeichermoleküle aufgebaut werden. Auf diese Energiespeichermoleküle kann die Zelle jederzeit zurückgreifen, um ihren Energiebedarf zu decken. Ohne ständige Nachlieferung von Sauerstoff in die Zellen wäre eine Energiegewinnung nicht möglich. Diese Aufgabe wird von der Lunge und dem Herzkreislaufsystem wahrgenommen, die auch für Abtransport und „Entsorgung" des Kohlendioxids aus den Zellen und dem Körper zuständig sind.

!

Ohne ständige Nachlieferung von Sauerstoff in die Zellen wäre eine Energiegewinnung nicht möglich.

Wie die Atmung funktioniert

Lunge und Brustkorb haben Ähnlichkeit mit einem Blasebalg. Bei der Einatmung hebt sich der Brustkorb und senkt sich das Zwerchfell: Die Brusthöhle wird erweitert; Luft strömt in die Lunge. Mit der Ausatmung wird die Luft wieder aus dem Brustkorb hinausgedrückt. 10.000 bis 20.000 Liter Luft passieren jeden Tag unsere Atemwege.

Die Luft strömt durch Nase oder Mund über den Kehlkopf in die Luftröhre, ein 1,5–2 cm weites Rohr, dessen Vorder- und Seitenwände durch Knorpelspangen verstärkt sind. Die Luftröhre zweigt sich 18-mal in immer dünnere Röhren auf, die von einem Muskelschlauch umschlossen sind. Bis zur 9. Aufteilung werden die Atemwege durch Knorpelspangen stabilisiert und als Bronchien bezeichnet. Ab der 10. Aufteilung beginnen die Bronchiolen, die nicht mehr durch Knorpel versteift sind. Sie münden schließlich in 80 Millionen Kammern, deren Außenwände von den Lungenbläschen gebildet werden. Die Zahl der Lungenbläschen ist unvorstellbar groß: Man schätzt sie auf 300 bis 600 Millionen.

!

Die Innenfläche aller Lungenbläschen zusammen ist mit ca. 80–100 m² so groß wie ein Tennisplatz.

In den Lungenbläschen findet der Gasaustausch statt: Die rechte Herzkammer, die das sauerstoffarme Blut aus dem Körper ansaugt, pumpt 25 Billionen rote Blutkörperchen pro Minute durch ein Geflecht feinster Blutgefäße, das die Lungenbläschen überzieht. In 0,3 Sekunden passieren die roten Blutkörperchen die Lungenbläschen. In dieser kurzen Zeit tritt der Sauerstoff aus den Lungenbläschen ins Blut über und bindet sich an die roten Blutkörperchen, während das Kohlendioxid aus dem Blut in die Lungenbläschen wechselt und mit der Ausatmung an die Umwelt abgegeben wird. Aus der Lunge strömt das sauerstoffbeladene Blut in die linke Herzkammer und wird von dort überall in den Körper weitergepumpt. Dort geben die roten Blutkörperchen den Sauer-

Aufbau der Lunge und unserer Atemwege.

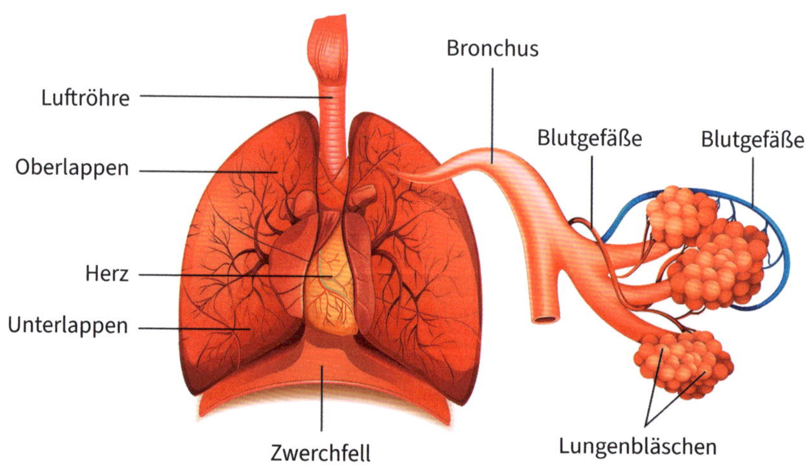

stoff an die Zellen ab und nehmen das dort gebildete Kohlendioxid auf, um es wieder zur Lunge zu transportieren.

Die Abwehrmechanismen von Lunge und Bronchien

Kein anderes Organ unseres Körpers ist schädlichen Einflüssen unserer Umwelt so intensiv ausgesetzt wie die Lunge. Mit jedem Atemzug fluten Millionen feinster Staubteilchen, Faserpartikel, Bakterien, Viren, Pilzsporen, Pollen und Umweltschadstoffe durch unsere Atemwege. Mit diesen Fremdstoffen und Krankheitserregern müssen Bronchien und Lunge fertig werden. Dazu ist unser Atemorgan mit einem ausgeklügelten Abwehrsystem ausgestattet: Nase und Rachen sind für die Grobreinigung der eingeatmeten Luft zuständig: Größere Teilchen bleiben in den Haaren der Nase hängen oder prallen in den Schleimfilm der Rachenhinterwand. Während der Passage durch Nase und Atemwege wird die Atemluft angewärmt und angefeuchtet, um die empfindlichen Oberflächen nicht zu reizen.

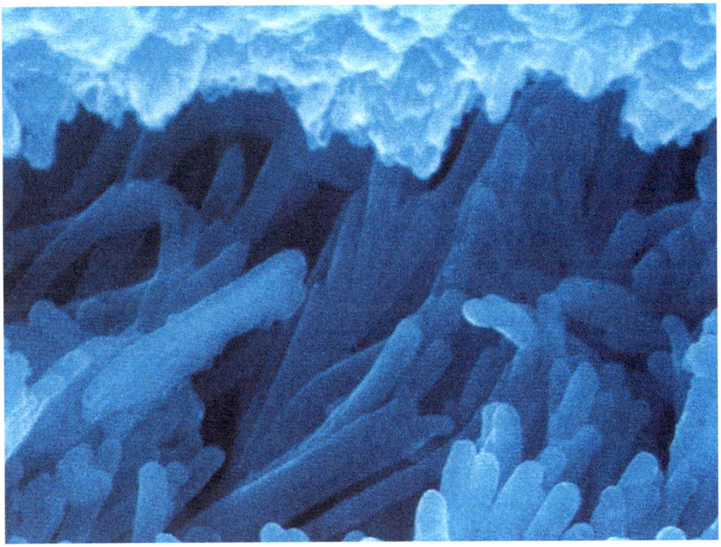

Gesunde Flimmerhärchen mit darüberliegendem Schleimteppich.

Das ganze Röhrensystem der Atemwege ist mit Schleimhaut ausgekleidet, die überwiegend aus Flimmerzellen besteht. Jede einzelne trägt etwa 200 Flimmerhärchen. Unter dem Elektronenmikroskop sieht die Schleimhaut daher wie ein Getreidefeld aus.

Zwischen den Flimmerzellen liegen Zellen, die wie schleimgefüllte Becher aussehen, sogenannte Becherzellen. Sie produzieren täglich ca. 200–400 ml Schleim, der wie ein Teppich über den Flimmerhärchen der Schleimhaut liegt. Durch wellenförmige Schlagbewegungen der Flimmerhärchen (1000- bis 1500-mal pro Minute) wird der Schleimteppich mit einer Geschwindigkeit von 1–2 cm pro Minute aus der Tiefe der Bronchien Richtung Kehlkopf geschoben. Dort angekommen, wird der Schleim unbemerkt verschluckt.

Verunreinigungen der Luft wie Staubpartikel, Bakterien und Pollen werden mit dem Atemstrom in den Schleim hineingewirbelt und bleiben dort haften. Was nicht von den körpereigenen Abwehrzellen vor Ort abgetötet oder aufgenommen und entsorgt wird, wird mit dem Schleimteppich wie auf einem Förderband Richtung Kehlkopf geschoben und aus den Atemwegen hinausbefördert. Bakterien, die so in den Magen gelangen, werden von der Magensäure zerstört.

!

Ein gesunder Mensch nimmt Schleimbildung und -transport gar nicht wahr.

Ein gesunder Mensch nimmt Schleimbildung und -transport gar nicht wahr. Auswurf und der sogenannte Raucherhusten sind bereits Krankheitssymptome: Erst wenn mehr als 200–400 ml Schleim pro Tag produziert werden, sind die Flimmerhärchen überfordert; der vermehrte Schleim wird jetzt von den Bronchien wie ein „in die falsche Röhre" geratener Fremdkörper behandelt und löst einen Hustenreflex aus: Mit Luftgeschwindigkeiten zwischen 100–400 km pro Stunde wird der Auswurf abgehustet.

Wie eine COPD entsteht

Was geschieht an Bronchien und Lunge?

Die Erkenntnis, dass eine Verengung der Bronchien zu Atemnot führt, ist älter als 2000 Jahre. Bereits der griechische Arzt Galen (2. Jh. n. Chr.) nahm an, dass die Atemwege bei Patienten mit Atemnot durch Schleim verlegt würden. Galen wusste nicht, dass der Schleim in den Bronchien selbst produziert wird. Er vermutete, dass er aus dem Gehirn stammt und von dort in Luftröhre und Bronchien fließt.

Heute wissen wir, dass die COPD auf dem Boden einer chronischen Entzündung der Bronchien und des Lungengewebes entsteht. Ist der Entzündungsprozess einmal in Gang gekommen, bleibt in der Bronchialschleimhaut nichts mehr beim Alten: Unzählige Entzündungszellen, vor allem weiße Blutkörperchen und Fresszellen, werden aus den Blutgefäßen in die Wand der Bronchien eingeschwemmt. Zahllose Flimmerzellen verlieren Flimmerhärchen, lösen sich von der Bronchialwand und gehen schließlich zugrunde. In schweren Fällen kommt es zur vollständigen Abtragung der Bronchialschleimhaut. Unter dem Elektronenmikroskop sieht die Schleimhaut dann so verwüstet aus, als wäre ein Sturm über ein Getreidefeld hinweggefegt: Bezirke, in denen sich die Schleimhautzellen von der Bronchialwand abgelöst haben und die daher wie abgemäht aussehen, wechseln mit entzündlich aufgequollenen Schleimhautarealen. Nervenenden, die bislang geschützt zwischen den Zellen lagen und von Schleim bedeckt waren, liegen plötzlich ungeschützt an der Oberfläche.

> !
>
> Die COPD entsteht auf dem Boden einer chronischen Entzündung der Bronchien und des Lungengewebes.

Ihre Reizung führt zu einer reflektorischen Bronchialverengung. Die Zahl der schleimbildenden Zellen wiederum nimmt zu. Das vermehrt gebildete Sekret staut sich im Bronchialsystem zurück, weil der Flimmerapparat zerstört ist.

Die chronische Entzündung der Atemwege bei der COPD zerstört die normalen Abwehrbarrieren der Bronchialschleimhaut und lässt das komplizierte Abwehrsystem der Bronchien, das Schadstoffe, Mikroorganismen und Allergene neutralisieren soll, zusammenbrechen. Bakterien und Viren kann man jetzt nur noch geringen Widerstand entgegensetzen, die Infektanfälligkeit steigt also. Jeder Atemwegsinfekt wiederum verstärkt die Atemwegsentzündung; die Schädigung der Flimmerzellen nimmt weiter zu und damit die Infektanfälligkeit: ein Teufelskreis!

Die weißen Blutkörperchen und Fresszellen, die in die Bronchialschleimhaut einwandern, enthalten eiweißzerstörende Enzyme. Mithilfe dieser Enzyme vernichten sie normalerweise Krankheitserreger, die sie in den Zellleib aufgenommen haben. Sterben die weißen Blutkörperchen und Fresszellen dann ab, gelangen diese Enzyme in großen Mengen ins Bronchialsystem. Da sie ihre Fähigkeit, Eiweiße zu spalten, nicht verloren haben, sind sie jetzt eine Gefahr für das eigene Lungengewebe.

Normalerweise neutralisieren sogenannte Antiproteasen im Bronchialsystem und im Lungengewebe diese Enzyme und verhindern so, dass das Lungengewebe Schaden nimmt. Tabakrauch

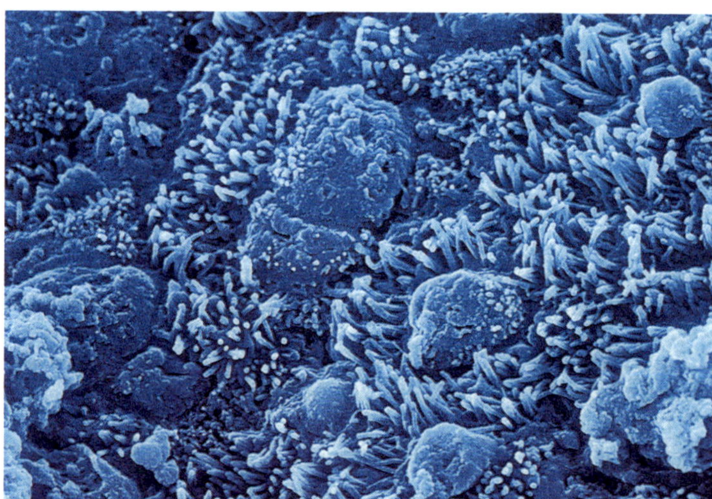

Geschädigte Schleimhaut mit kranken Flimmerzellen und vermehrten Becherzellen.

bringt dieses ausgeklügelte System jedoch völlig aus dem Gleichgewicht: Zum einen löst das Zigarettenrauchen eine so starke bronchiale Entzündungsreaktion aus, dass die Freisetzung solcher eiweißzerstörenden Enzyme aus weißen Blutkörperchen und Fresszellen überhandnimmt. Zum anderen vermindert Tabakrauch die Wirksamkeit bestimmter Antiproteasen. Dadurch kommt es zur Zerstörung der Wände zwischen den Lungenbläschen. Die Folge: Die Anzahl der Lungenbläschen nimmt ab, sie werden größer und verlieren ihre Elastizität. Einmal zerstörte Lungenbläschen lassen sich nicht mehr reparieren; es entsteht ein Lungenemphysem.

!

Einmal zerstörte Lungenbläschen lassen sich nicht mehr reparieren.

Die Beschwerden bei COPD kommen vor allem durch drei Mechanismen zustande:

- Die chronische Entzündung des Bronchialsystems führt zu einem Umbau der Bronchialwand, deren Dicke zunimmt. Dadurch wird der Innendurchmesser der Bronchien kleiner.
- Außerdem bilden die Drüsenzellen der Bronchialschleimhaut vermehrt zähen Schleim.
- Durch die Zerstörung der Scheidewände zwischen den Lungenbläschen entwickelt sich ein Lungenemphysem.

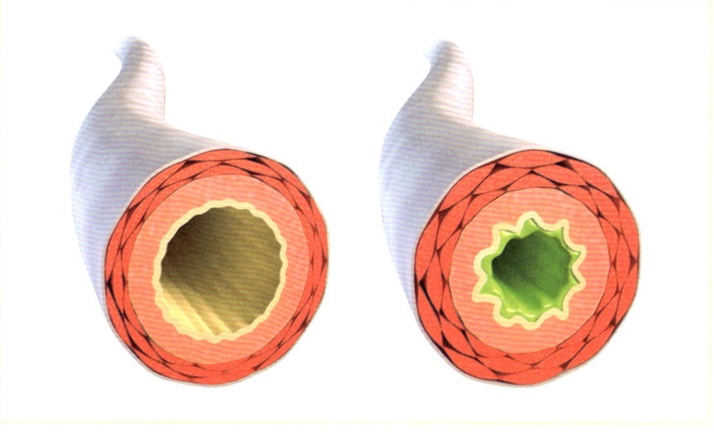

Bronchialquerschnitt eines gesunden (links) und eines kranken Menschen (rechts): Die chronische Entzündung des Bronchialsystems führt zu einem Umbau der Bronchialwand, deren Dicke zunimmt.

Die Folge: Mit der Bronchialverengung, der vermehrten Schleimbildung und dem Umbau des Lungengewebes treten Husten, Auswurf, pfeifende Atemgeräusche, Engegefühl in der Brust und Atemnot auf.

Folgeschaden am Herz

Bei einer schweren COPD kann es langfristig zu einer Pumpschwäche der rechten Herzkammer kommen: Das Zusammenspiel von Herz-Kreislauf-System und Lunge ist optimal aufeinander abgestimmt, um eine ausreichende Versorgung des Körpers mit Sauerstoff selbst unter ungünstigen Bedingungen zu gewährleisten. Sind einzelne Lungenbezirke schlecht belüftet, wird der Blutstrom dorthin gedrosselt, indem die Blutgefäße verengt werden. Dadurch wird das Blut zu den Lungenbläschen umgeleitet, die gut belüftet sind. Dieser Mechanismus stellt sicher, dass die roten Blutkörperchen trotz regionalen Sauerstoffmangels in der Lunge ausreichend mit Sauerstoff beladen werden.

Aber dieser Schutzmechanismus kann sich auch ins Gegenteil verkehren: Sind nämlich bei einer schweren COPD alle Lungenbläschen schlecht belüftet, werden sämtliche Blutgefäße in der Lunge enggestellt. Das Resultat: Die rechte Herzkammer, die das sauerstoffarme Blut durch die Lunge pumpt, muss gegen einen erhöhten Widerstand anarbeiten. Anfangs ist das für die Muskulatur der rechten Herzkammer wie ein Training: Sie wird dicker und kräftiger. Nach relativ kurzer Zeit kann die Herzmuskulatur diese dauernde Mehrarbeit jedoch nicht mehr leisten. Es tritt eine Pumpschwäche ein: Das Blut „staut“ sich vor dem Herzen, so dass schließlich Flüssigkeit aus den Blutgefäßen in das umliegende Gewebe übertritt. Das ist erkennbar daran, dass die Fußknöchel anschwellen: Eine Rechtsherzschwäche ist eingetreten.

Hauptursache der COPD: Rauchen

Die COPD ist in den allermeisten Fällen eine Raucherkrankheit. Nur bei jedem zehnten COPD-Patienten entwickelt sich die Krankheit auf dem Boden anderer Lungen- oder Bronchialschäden, beispielsweise bei langjährig unzureichend behandeltem Asthma, als Folge schwerer Atemwegsinfektionen oder bei erblich bedingten Schädigungen des Abwehrsystems, etwa dem Alpha-1-Antitrypsin-Mangel (siehe Seite 27).

90 % der COPD-Erkrankungen entstehen also durch Tabakrauch. Eine Feststellung, die Rauchern verständlicherweise nicht behagt. Die Fakten liegen jedoch auf dem Tisch: Machen Sie sich einfach einmal klar, dass mit jeder gerauchten Zigarette etwa 100 Millionen Staubpartikel und eine Billion Oxidanzien in die Atemwege befördert werden, die die Schleimhaut schädigen. Verglichen mit diesem Sturmangriff auf die Bronchien sind Umweltschadstoffe zumindest in Deutschland von untergeordneter Bedeutung.

> **!**
> 90 % der COPD-Erkrankungen entstehen durch Tabakrauch.

Angemerkt sei allerdings, dass Schadstoffe in der Luft für Raucher gefährlicher sein können als für Nichtraucher. Durch das Rauchen werden nämlich wichtige Abwehrmechanismen im Bronchialsystem deaktiviert. So nimmt beispielsweise die Selbstreinigungsfunktion der Bronchien ab, weil bei Rauchern die für die Reinigung zuständigen Flimmerzellen beschädigt werden oder sogar absterben und durch nachwachsende Becherzellen vermehrt zäher Schleim gebildet wird. Luftschadstoffe können dadurch viel tiefer in Bronchien und Lunge eindringen als bei Nichtrauchern. Ein bekanntes Beispiel dafür sind Asbestfasern, die gerade für Raucher viel gefährlicher sind für Nichtraucher.

Auch wenn Raucher und Tabakindustrie es nicht gern hören: Zigaretten sind wahre Staub- und Giftschleudern. Nach 20-jähriger Raucherkarriere hat der Durchschnittsraucher sechs Kilo Rauchstaub und eine Tasse Teer („Kondensat“) inhaliert. Eine Zigarette enthält mehr als 4800 chemische Verbindungen. Die meis-

> **!**
> Zigaretten sind wahre Staub- und Giftschleudern.

ten davon dringen beim Rauchen tief in die Atemwege ein, weil die Stäube im Zigarettenrauch sehr fein sind. Mehr als 200 dieser Inhaltsstoffe sind giftig. Unter ihnen befinden sich Substanzen wie Acrolein, Arsen, Benzpyren, Benzol, Formaldehyd, Kohlenmonoxid, Nitrosamine, radioaktives Polonium, Stickoxide und Zyanwasserstoff – Stoffe, deren Giftigkeit selbst Laien bekannt ist. Man weiß heute, dass mindestens 70 Substanzen im Zigarettenrauch krebserregend sind.

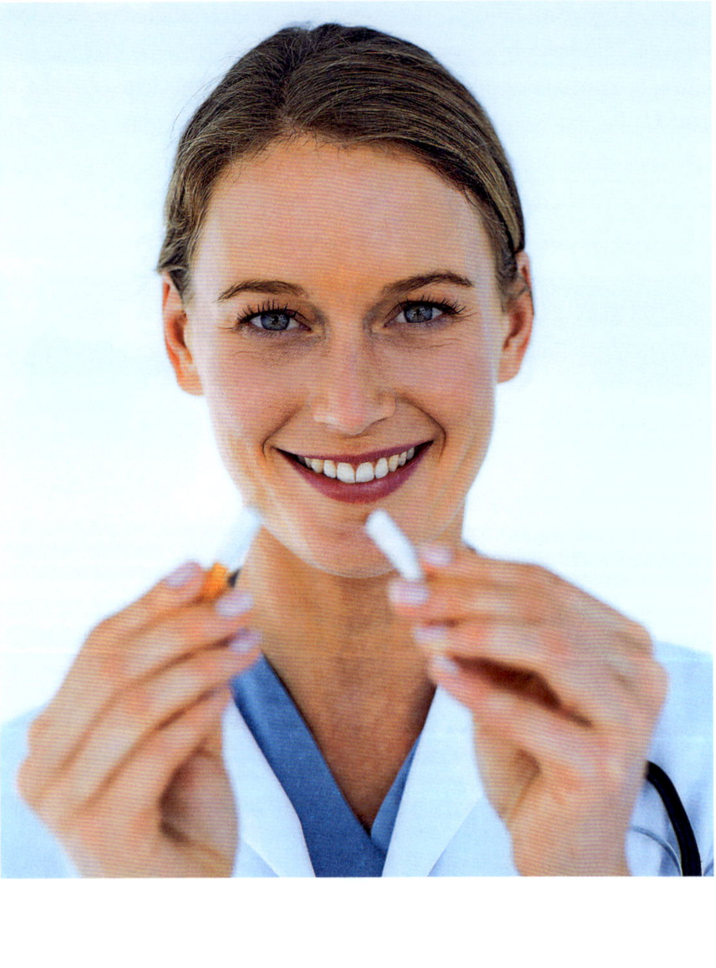

Bitte führen Sie sich vor Augen: Mehr als 200 Inhaltsstoffe einer Zigarette sind giftig!

Warum der Angreifer leichtes Spiel mit uns hat: die Sucht

Das alles wäre nicht so schlimm, wenn man das Rauchen einfach sein lassen könnte, sobald man die Schädlichkeit für sich erkannt hat. Aber ist man erst einmal auf den Geschmack gekommen, lässt die Zigarette ihr Opfer leider nicht mehr so ohne Weiteres los, denn Rauchen macht abhängig.

Die Mechanismen der Sucht sind inzwischen gut bekannt: Die Wirkung des Zigarettenrauchens auf unser Gehirn tritt innerhalb kürzester Zeit ein. Es dauert nur sieben bis acht Sekunden, bis das Nikotin, das mit dem Tabakrauch inhaliert wird, im Gehirn bestimmte Rezeptoren (sogenannte nikotinerge Acetylcholinrezeptoren) besetzt. Die Bindung an diese Rezeptoren führt zur Ausschüttung von Noradrenalin, einem Hormon, das aufputschend wirkt und die Aufmerksamkeit erhöht. Außerdem beeinflusst Nikotin das Belohnungszentrum des Gehirns.

Diese beiden Mechanismen tragen ganz wesentlich zur Ausbildung der Sucht bei, denn die regelmäßige Nikotinaufnahme hat eine Vermehrung der Acetylcholinrezeptoren im Gehirn zur Folge. Bleibt dann die Nikotinzufuhr aus, kommt es zu Entzugssymptomen.

Damit nicht genug: Die Tabakindustrie, die jährlich weltweit einen Umsatz von mehr als 300 Milliarden US-Dollar erzielt, hat – obwohl man über die schädliche Wirkung des Rauchens bestens Bescheid wusste – im Kampf um Marktanteile bedenkenlos in die chemische Trickkiste gegriffen und ihre Produkte „aufgepeppt“. Es ist längst kein Geheimnis mehr, dass den Zigaretten Stoffe beigemengt wurden und zum Teil immer noch werden, um die Abhängigkeit zu vergrößern, den Geschmack zu verbessern oder um den Rauch „weicher“ zu machen, damit er weniger reizt.

> !
>
> Die Tabakindustrie erzielt jährlich weltweit einen Umsatz von mehr als 300 Milliarden US-Dollar.

Die Liste dieser Zutaten ist lang: Ammoniumchlorid beispielsweise verstärkt die Freisetzung von Nikotin; Menthol und Gewürznelken dämpfen den Hustenreiz und betäuben die schmerzenden Atemwege, so dass der Rauch tiefer und beschwerdefreier inhaliert werden kann; Zucker und Glykol karamellisieren zusammen mit dem Ammoniak, erzeugen dadurch einen weichen Geschmack und nehmen – ebenso wie Kakaobeimengungen – dem Rauch die Schärfe. Mit diesen Tricks macht man Kindern und Jugendlichen den Einstieg in die Raucherkarriere leichter.

Eine auf den ersten Blick scheinbar gute Maßnahme, die letztlich aber doch nur die Verkaufszahlen sichern sollte, bestand darin, Zigaretten mit reduziertem Nikotin- und Teergehalt auf den Markt zu bringen. Insbesondere Frauen sollten angesprochen werden. Doch inzwischen ist nachgewiesen, dass Zigaretten mit reduziertem Nikotin- und Teergehalt genauso schädlich sind wie „normale" Zigaretten.

Die geschickte Werbung der Tabakindustrie hat dazu geführt, dass Rauchen nicht nur „gesellschaftsfähig" wurde, sondern in den 1970er- und 1980er-Jahren geradezu dazugehörte, wenn man et-

Rauchen in Zahlen

Im Jahr 2024 konnte die Tabakindustrie in Deutschland 66,2 Milliarden Zigaretten verkaufen, das sind 181 Millionen Zigaretten am Tag. Rechnet man das auf die Einwohnerzahl Deutschlands herunter – also vom Neugeborenen bis zum Greis –, dann entfielen auf jeden Deutschen 792 Zigaretten pro Jahr. Das passt zu den Ergebnissen der Mikrozensus-Erhebung von 2021, die die Rauchgewohnheiten der Deutschen über 14 Jahren ermittelte: Demzufolge raucht jeder Fünfte. Von den verbliebenen Nichtrauchern sind 20,5 % ehemalige Raucher, so dass fast die Hälfte der Bevölkerung eine Rauchervorgeschichte hat: 40 % der Jugendlichen und Erwachsenen outeten sich bei dieser Erhebung als aktive Raucher oder Ex-Raucher. 26 % der Männer und 20 % der Frauen waren Raucher. Besonders erschreckend ist das niedrige Einstiegsalter der Jugendlichen; von den 12- bis 17-Jährigen rauchen 16,2 % täglich, wobei 11 % mehr als 10 Zigaretten pro Tag rauchen.

was gelten wollte. Kein Film ohne rauchende Helden, keine Straße ohne große Werbeplakate, keine Schule, in deren Nähe nicht ein frei zugänglicher Zigarettenautomat zu finden war.

Rauchen macht krank

Rauchen ist für mehr als 70 % aller chronischen Lungenerkrankungen verantwortlich. Wirft man einen Blick auf die Liste aller Schäden und Erkrankungen, die durch das Rauchen ausgelöst werden, wundert man sich, dass es so lange gesellschaftlich akzeptiert war und die Politik jahrelang nur halbherzige Maßnahmen ergriffen hat, um die Gesundheit der Bevölkerung besser zu schützen.

Die Liste der tabakrauchbedingten Schäden und Erkrankungen ist lang und löst Beklemmung aus: Sie reicht von Zahnfleischschwund bis zum Lungenkrebs, von der vorzeitigen Alterung der Haut bis zum Herzinfarkt, von Potenzstörungen bis zum Blasenkrebs, von der Schwächung des Immunsystems mit erhöhter Anfälligkeit für Infekte bis zur COPD, von der verzögerten Wundheilung bis zum Verschluss der Beinarterien, dem sogenannten Raucherbein.

Rauchen ist verantwortlich für mehr als …

- 90 % aller Lungenkrebsfälle,
- 80 % aller Herzinfarkte vor dem 50. Lebensjahr (Herzinfarkte vor dem 40. Lebensjahr sogar zu 98 %),
- 70 % aller chronischen Lungenerkrankungen,
- 30 % aller Krebserkrankungen und Krebstodesfälle,
- 30 % aller Herzkranzgefäßerkrankungen und Schlaganfälle.

Hinter diesen Fakten verbirgt sich unendliches Leid, und Sie dürfen bitte den Blick nicht davor verschließen, dass diese Erkrankungen zum Teil tödlich verlaufen. In Deutschland schätzt man die Zahl der „Rauchertodesfälle“ auf 110.000 bis 140.000 pro Jahr, weltweit auf 5,4 Millionen.

!

Jeder zweite Raucher stirbt an den Folgen des Tabakkonsums, und Rauchen verkürzt die Lebensdauer um zehn bis 15 Jahre.

Die traurige Wahrheit ist, dass jeder zweite Raucher an den Folgen des Tabakkonsums stirbt und dass Rauchen die Lebensdauer um zehn bis 15 Jahre verkürzt. Jede Zigarette, die man sich ansteckt, kostet acht bis zehn Minuten Lebenszeit.

Wie verursacht das Rauchen eine COPD?

Die Schadstoffe im Zigarettenrauch greifen zuallererst die Schleimhäute der Bronchien an: Wer raucht, entwickelt im Laufe der Jahre eine Entzündung der kleinsten Atemwege, die sogenannte Bronchiolitis. In diesem Stadium ist der Schaden am Bronchialsystem noch rückbildungsfähig, wenn das Rauchen aufgegeben wird. Eine wichtige Rolle bei der Schädigung der Atemwege scheint das Aluminiumsilicat im Zigarettenrauch zu spielen, das auch unter der Bezeichnung Kaolinid bekannt ist. Diese Substanz führt zu einem Schaden an den Zellen der Bronchialschleimhaut und löst eine ausgeprägte Entzündungsreaktion aus.

Die Folge: Die Flimmerhärchen, die den Schleimteppich des Bronchialsystems durch ihre Schlagbewegung nach oben befördern, gehen zugrunde. Der Schleimteppich reißt auf. Die Reinigungsfunktion des Bronchialsystems kommt zum Erliegen. Bei der Reparatur ersetzt der Körper die abgestorbenen Flimmerzellen durch schleimproduzierende Zellen, die viel festes Sekret produzieren. Das alles führt dazu, dass das Bronchialsystem schutzlos den Schadstoffen ausgeliefert ist, die durch den Zigarettenrauch eingeatmet werden. Genauso schutzlos ist es gegenüber viralen und bakteriellen Krankheitserregern, die ihrerseits gehörigen Schaden am Bronchialsystem verursachen. Es entsteht ein Teufelskreis: Das Rauchen zerstört die Architektur der Bronchialschleimhaut. Die Selbstreinigungs- und Abwehrmechanismen von Bronchien und Lunge kommen zum Erliegen, so dass Tabakrauch, Bakterien und Viren nur noch auf eine abgeschwächte Gegenwehr treffen: Der Schaden wird immer größer.

In der Folge schreitet die Bronchiolitis bei vielen Rauchern fort. Schließlich entwickelt sich bei jedem fünften Raucher eine COPD mit verengten Atemwegen und zerstörten Scheidewänden zwischen den Lungenbläschen. Unter dem Mikroskop sieht man diesen Schaden an den Lungenbläschen sogar bei 60 % der Raucher. Das feine „Wabenmuster" der aneinandergrenzenden Lungenbläschen ist zerstört: Aus den vielen kleinen Lungenbläschen sind wenige größere Blasen geworden, die ihre Funktion bei der Atmung nicht mehr ordnungsgemäß wahrnehmen können.

Während die Verengung der Bronchien durch Medikamente, die bronchialerweiternd wirken, zumindest teilweise gebessert werden kann, ist der Schaden an den Lungenbläschen, das sogenannte Lungenemphysem, auch als „Blählunge" bezeichnet, nicht reparabel.

Der Schaden an den Lungenbläschen, das Lungenemphysem oder die „Blählunge", ist nicht reparabel.

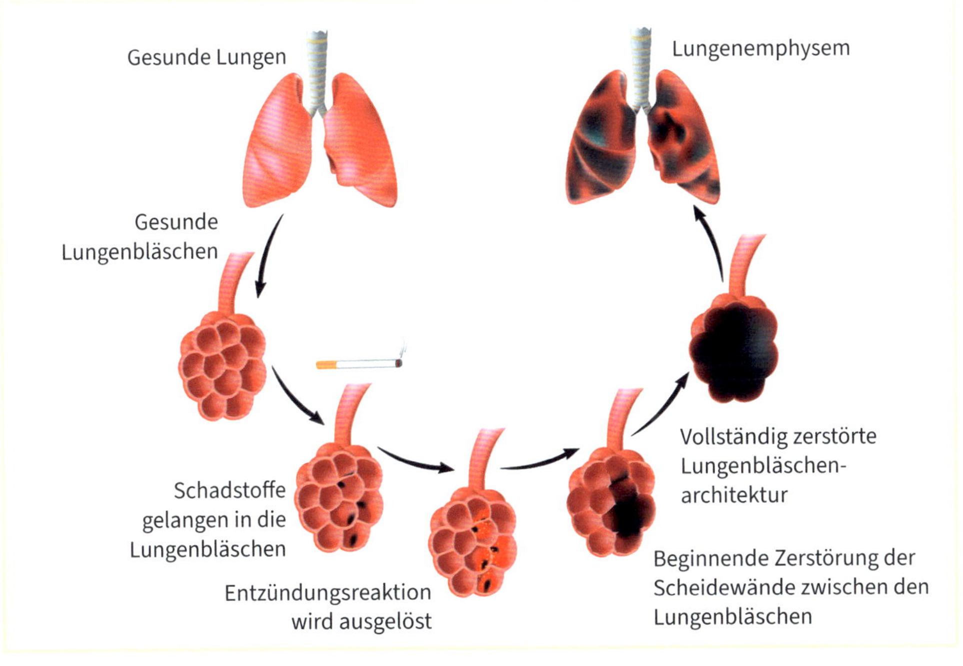

Passivrauchen

Jahrelang wurde diese Problematik heruntergespielt, heute weiß man aber, dass Raucher nicht nur sich selbst schädigen und ihre Lebensspanne verkürzen: Gefährdet sind auch die Menschen, die den Tabakqualm einatmen oder sogar einatmen müssen: die eigenen Kinder, Lebensgefährten, Freunde, Arbeitskollegen. Auch diejenigen, die gar nicht selbst rauchen, aber regelmäßig fremden Tabakrauch einatmen müssen, werden krank.

Der Tabakrauch, den der Passivraucher einatmet, ist anders zusammengesetzt als der Rauch, den der Raucher selbst inhaliert. Der Rauch, den der Raucher aus der Zigarette direkt in die Lunge zieht, der sogenannte „Hauptstromrauch“, macht etwa ein Viertel des Gesamtrauchs aus. Dreiviertel des Gesamtrauchs wird als „Nebenstromrauch“ in den Raum geblasen. Das Teuflische dabei: Die Konzentration etlicher Schadstoffe einschließlich der krebserregenden Stoffe ist im „Nebenstromrauch“ um ein Vielfaches höher als im „Hauptstromrauch“.

Besonders gefährdet sind Kinder, deren Eltern rauchen: In Deutschland wächst jedes zweite Kind in einem Raucherhaushalt auf, das bedeutet, dass etwa sechs Millionen Kinder in Deutsch-

Passivrauchen in Zahlen

Das Lungenkrebsrisiko ist bei erwachsenen Passivrauchern um 50 % erhöht. Jahr für Jahr ist in Deutschland Passivrauchen für etwa 400 fremde Lungenkrebstodesfälle verantwortlich. Noch schlimmer sehen die Zahlen für Herzkranzgefäßerkrankungen aus: Das Risiko, eine koronare Herzerkrankung zu entwickeln, ist bei Passivrauchern um 20–30 % erhöht. Etwa 4000 Herzinfarkte pro Jahr werden auf das Passivrauchen zurückgeführt.

Die Zahl der jährlichen Todesfälle durch Passivrauchen wird von der Weltgesundheits-Organisation weltweit auf etwa 600.000 Menschen geschätzt. 165.000 davon sind Kinder, die sich dem Tabakrauch ihrer Eltern nicht entziehen können.

land passiv Tabakrauch inhalieren. Und das hat schlimme Folgen: Die Hälfte aller Atemwegserkrankungen bei Babys ist durch Passivrauchen verursacht. Bei Kindern, die eine allergische Veranlagung haben, verdoppelt Passivrauchen das Entstehungsrisiko für Asthma.

Gibt es auch andere Ursachen als das Rauchen?

Wie immer gibt es auch hier Ausnahmen: Etwa 10 % aller COPD-Patienten haben niemals zum Glimmstängel gegriffen. Es muss also auch noch andere Ursachen für die Entwicklung einer COPD geben. Hier stellen wir Ihnen die wichtigsten kurz vor:

Alpha-1-Antitrypsin-Mangel

Diese seltene erbliche Stoffwechselerkrankung hat zur Folge, dass kein ausreichender Schutz mehr gegen eiweißzersetzende Enzyme aus Fresszellen und weißen Blutkörperchen besteht. Diese Enzyme richten erheblichen Schaden am Lungengewebe an, indem sie die Scheidewände zwischen den Lungenbläschen zerstören: Es entsteht ein Lungenemphysem. Nachgewiesen wird der Gendefekt durch eine einfache Blutuntersuchung. Ist ein Alpha-1-Antitrypsin-Mangel nachgewiesen und die Lungenfunktion beeinträchtigt, kann man ein Fortschreiten der Krankheit dadurch aufhalten, dass man in regelmäßigen Abständen das fehlende Alpha-1-Antitrypsin ersetzt. Dies geschieht durch eine einfache Infusion.

Bakterielle oder virale Infekte

Bakterielle oder virale Infekte der Atemwege hinterlassen manchmal bleibende Schäden an Lunge und Bronchien, die die Entstehung einer COPD begünstigen. Summieren sich diese Schäden, weil sich Infektionen in kurzem Abstand wiederholen, können sie erst recht einer COPD den Weg bereiten. Ein Beispiel für solche Infektanfälligkeit sind Antikörpermangel-Syndrome. Das Immun-

!

Summieren sich die Schäden von Infekten, können sie einer COPD den Weg bereiten.

system bildet bei diesen Erkrankungen zu wenig Antikörper, die es aber benötigt, um Bakterien und Viren abzuwehren. Diese Antikörper kann man zwar durch regelmäßige Infusionen ersetzen, aber in der Regel wird die Diagnose erst gestellt, wenn die Infekte bereits Schäden hinterlassen haben. Menschen mit einem angeborenen oder im Laufe des Lebens erworbenen Mangel an Antikörpern im Blut, die für die Infektabwehr zuständig sind, sind daher besonders gefährdet, eine COPD zu entwickeln.

Störungen an der Bronchialschleimhaut

Genauso wie ein Mangel an Antikörpern können Störungen des Aufbaus und der Funktion der Bronchialschleimhaut zu wiederkehrenden Infektionen führen, weil die Schleimhaut des Bronchialsystems wichtige Aufgaben bei der Reinigung und Infektabwehr hat. Brechen diese Funktionen zusammen, kommt es zu Schäden am Bronchialsystem, die zur Ausbildung einer COPD führen können.

Schadstoffe in der Luft

Während Luftschadstoffe in Deutschland kaum eine Rolle bei der Entstehung einer COPD spielen, sieht das in ärmeren Ländern mit hoher Umweltverschmutzung und schlechter Arbeitsplatzhygiene ganz anders aus. Auch häusliche Schadstoffe können eine COPD verursachen: In vielen Ländern mit geringem Lebensstandard ist es gang und gäbe, die Mahlzeiten an offenen Herdstellen in einem Raum ohne Rauchabzug zuzubereiten. Häufig ist dies sogar der einzige Raum der Familie, in dem man lebt und auch schläft. Dass beispielsweise in Indien gerade Frauen häufig an einer COPD erkranken, ist auf solche Wohn- und Lebensumstände zurückzuführen.

Wie stellt man eine COPD fest?

Typische Beschwerden

Wie wirkt sich die COPD auf den Alltag der Betroffenen aus? Bei der COPD sind die Bronchien chronisch entzündet. Der ständige Kampf des körpereigenen Abwehr- und Reparatursystems mit der Erkrankung bleibt nicht ohne Folgen: Die Schleimhaut der Bronchien wird geradezu „verwüstet", es wird vermehrt Schleim produziert. Diese Veränderungen erklären Husten und Auswurf.

Die Atembeschwerden treten anfangs nur bei körperlicher Belastung auf. Da sie sich schleichend einstellen, werden sie manchmal gar nicht wahrgenommen. Erst im Nachhinein, wenn die Luftnot im Laufe der Jahre zugenommen hat und selbst bei leichter Belastung auftritt, so dass man sie nicht mehr ignorieren kann, fällt auf, dass man auch schon früher nicht so belastbar war wie Freunde oder der Ehepartner.

Um sich ein Bild von der Schwere der Erkrankung zu verschaffen und um Veränderungen richtig einordnen zu können, ist die Belastbarkeit ein guter Hinweis. Die meisten COPD-Patienten können ganz genau angeben, nach wie viel Etagen Treppensteigen

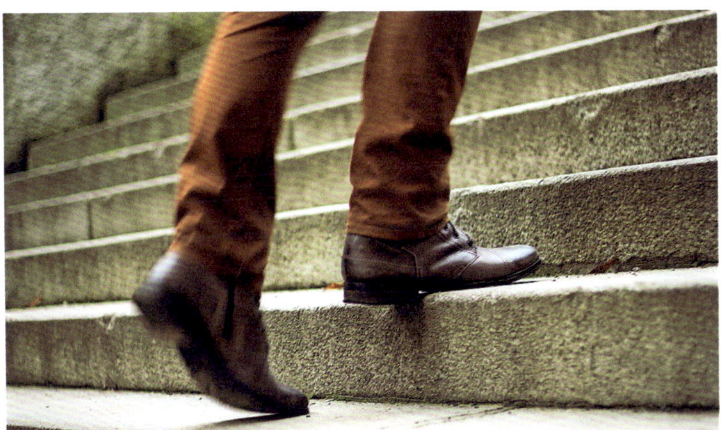

Atemnot beim Treppensteigen ist ein Warnsignal.

Atembeschwerden einsetzen. Nicht selten gehen diese mit pfeifenden Atemgeräuschen einher.

!

Atembeschwerden stellen eine große Belastung dar, die den Alltag spürbar einschränkt.

Die Atembeschwerden stellen eine große Belastung dar, die den Alltag spürbar einschränkt. Wissenschaftler um Professor Morgan vom Glenfield Hospital in Leicester, Großbritannien, stellten bei einer Befragung von COPD-Patienten fest, dass 79 % nur mit Luftnot Treppen steigen konnten, 75 % hatten Probleme bei der Gartenarbeit und 75 % bei einfachen Hausarbeiten. Je schwerer die COPD war, umso eher traten Atembeschwerden auf: 44 % hatten Luftnot beim Ankleiden, 31 % wachten nachts mit Atembeschwerden auf.

Diese Studie zeigt, was die Betroffenen schmerzlich spüren: Alltagsverrichtungen fallen zunehmend schwerer, die Lebensqualität nimmt ab, man ist nicht mehr so mobil wie früher, verliert damit einen Teil seiner Unabhängigkeit und ist im schlimmsten Fall schließlich auf fremde Hilfe angewiesen.

Der BODE-Index

Genauer als aus den Beschwerden allein lässt sich die Schwere einer COPD-Erkrankung mit einem Index einschätzen, der 2004 entwickelt wurde. Je ausgeprägter die Luftnot, je schlechter die Lungenfunktion, je kürzer die Sechs-Minuten-Gehstrecke und je ausgeprägter die Neigung zu Untergewichtigkeit, umso schwerer die Erkrankung.

Bekannt wurde der Index unter dem Namen „BODE-Index“. Seinen Namen leitet er aus den Anfangsbuchstaben seiner vier Messgrößen ab:

- dem Body-Mass-Index (BMI) als Maß für Unter-, Normal oder Übergewicht, errechnet aus Körpergröße und Gewicht,
- dem Grad der Bronchialverengung, der sogenannten Obstruktion. Der Messwert dafür ist die sogenannte „Einsekundenkapazität“, abgekürzt als „FEV1“. Das ist die Luftmenge, die bei maximaler Anstrengung in einer Sekunde ausgeatmet

werden kann. Sie wird bei der Lungenfunktionsprüfung ermittelt (siehe Seite 35).
- die Ausprägung der Luftnot (der Arzt spricht von „Dyspnoe"),
- die Belastbarkeit, auch „Exercise Capacity" genannt, gemessen im Sechs-Minuten-Gehtest, also der Wegstrecke, die man in sechs Minuten zurücklegen kann.

Die Anfangsbuchstaben von Body-Mass-Index, Obstruktion, Dyspnoe und Exercise ergeben das Wort „BODE", daher Bode-Index. Für alle vier Messgrößen werden Punkte vergeben und zusammengezählt:

Body-Mass-Index (BMI)

> 21	= 0 Punkte
≤ 21	= 1 Punkt

FEV1 (in % des Sollwerts)

≥ 65 %	= 0 Punkte
50–64 %	= 1 Punkt
36–49 %	= 2 Punkte
< 35 %	= 3 Punkte

Luftnot

Luftnot bei raschem Gehen oder leichtem Anstieg = 1 Punkt
Luftnot beim normalem Gehen in der Ebene = 2 Punkte
Pause beim Gehen nach einigen Minuten oder 100 m notwendig = 3 Punkte
zu kurzatmig, um das Haus zu verlassen; Luftnot beim Ankleiden = 4 Punkte

Gehstrecke im Sechs-Minuten-Gehtest (in Metern)

≥ 350 Meter	= 0 Punkte
250–349 Meter	= 1 Punkt
150–249 Meter	= 2 Punkte
< 149 Meter	= 3 Punkte

Bis zu 10 Punkte können erreicht werden; je mehr Punkte, umso schwerer die COPD.

Wie wird die Diagnose COPD gestellt?

Ärztliche Diagnostik funktioniert wie Kriminalistik: Es gilt, alle Spuren zusammenzutragen und dann die Krankheit zu überführen. Nur, dass sich die Begriffe der Kriminalistik von der der Medizin unterscheiden. Was dort Spur heißt, wird in der Medizin Symptom genannt. Das Verhör der Kriminalistik wird in der Medizin als Anamnese, als das Erfragen der Beschwerden und Risikofaktoren, bezeichnet. Und tatsächlich ist auch bei der Diagnose der COPD das einfache Instrument der Anamnese das, das die entscheidenden Hinweise auf die Krankheit gibt und die Spurensuche in die richtige Richtung lenkt.

> **!**
> Erster Schritt zur Diagnose ist die Anamnese, das Erfragen der Risikofaktoren und der Beschwerden.

Es sind nicht erst die Klagen über Husten und Auswurf oder Luftnot bei Belastung, die den Arzt an eine COPD denken lassen: Viele Raucher empfinden ihren „Raucherhusten" als so normal, dass die Frage nach Husten und Auswurf von ihnen mit bestem Gewissen verneint wird. Auch die Atembeschwerden bei Belastung werden anfänglich häufig gar nicht so richtig wahrgenommen, weil sie sich schleichend einstellen. Manchmal fehlt auch der Vergleich mit gleichaltrigen Gesunden, nicht selten schieben die Betroffenen ihre Kurzatmigkeit auch auf andere Gründe wie Trainingsmangel oder Übergewicht.

Doch allein der Umstand, dass jemand raucht oder mehrere Jahre geraucht hat, berechtigt und verpflichtet den Arzt, sich durch eine Lungenfunktionsprüfung zu vergewissern, dass die Bronchien nicht verengt sind. Das gilt natürlich umso mehr, wenn jemand über Husten und Auswurf klagt oder unter Atembeschwerden leidet: Dann liegen die Kardinalsymptome einer COPD vor. Der typische Risiko-Patient ist älter als 40 Jahre und hat in den meisten Fällen eine Raucherkarriere hinter sich.

Um einen Eindruck vom Schweregrad der Symptome zu erhalten, der im Verlauf erlaubt, eine Verschlimmerung des Krankheitsbildes oder eine Besserung unter Therapie festzustellen, wird Ihr Arzt versuchen, die Beschwerden ganz genau zu erfassen. Beim

Auswurf dienen dazu die Fragen nach der Menge, die am Tag abgehustet wird, nach Farbe und Zähigkeit. Bei der Luftnot die Frage nach der Belastbarkeit, festgemacht beispielsweise an der Zahl der Treppenstufen, die Sie steigen können, bis Sie wegen Luftnot innehalten müssen, und die Frage, welche Reize eine Zunahme der Atembeschwerden auslösen, also ob zum Beispiel neblige Witterung, reizende Dämpfe, Stäube, Gase oder Gerüche Husten oder Atemnot verursachen. Menschen mit einer COPD haben nämlich häufig auch eine bronchiale Überempfindlichkeit, wie man sie beim Asthma kennt. Dann lösen Inhalationsreize wie Küchendünste, Parfümgeruch oder Farbdämpfe eine Verstärkung der Luftnot aus.

Nachweis der Bronchialverengung

Bei der Untersuchung kann der Arzt als Zeichen der Bronchialverengung pfeifende Atemgeräusche erfassen, die durch Turbulenzen im Luftstrom erzeugt werden. Diese „giemenden" Geräusche, die manchmal bereits von fern zu hören sind, kann man mit dem Stethoskop über beiden Lungenflügeln nachweisen. Bei der leichteren COPD, bei der die Bronchialverengung noch nicht so ausgeprägt ist, und bei der schweren COPD, die immer mit einer Überblähung des Lungengewebes einhergeht, die die Atemgeräusche beim Abhorchen dämpft, ist das Giemen häufig beim Abhorchen der Lunge jedoch erst hörbar, wenn man einige Male kräftig ausatmet. Dann fällt auch die Verlängerung der Ausatemphase auf, ein Zeichen für die erschwerte Ausatmung.

Hinweise auf die Lungenüberblähung sind eine verminderte Beweglichkeit des Brustkorbs trotz tiefer Einatmung (weil die Lungenüberblähung dazu führt, dass sich immer viel mehr Luft im Brustkorb befindet als beim Gesunden, so dass bei tiefer Einatmung nicht mehr so viele Luft zugeatmet werden kann und sich der Brustkorb entsprechend weniger hebt), ein leiseres Atemgeräusch als normal beim Abhorchen und ein „hohler" Klang beim

Abklopfen der Lunge. Außerdem lässt sich bei der fortgeschrittenen COPD als Zeichen der Lungenüberblähung durch einfaches Abklopfen des Brustkorbs feststellen, dass die Zwerchfelle tiefer stehen als normal und sich selbst bei kräftiger Einatmung nur wenig nach unten senken, weil die überblähte Lunge sie schon tief nach unten drückt.

Wie die Lungenüberblähung entsteht

Beim Einatmen erweitert sich der Brustraum, was zu einer geringgradigen Aufdehnung der Bronchien führt. Bei der Ausatmung läuft der umgekehrte Vorgang ab: Der Brustkorb senkt sich und die Zwerchfelle treten höher. Es kommt zu einer leichtgradigen Verengung der Atemwege.

Diese geringe Abnahme des Atemwegsquerschnitts bei der Ausatmung hat normalerweise keine Bedeutung. Bei der COPD sind die Atemwege jedoch bereits deutlich verengt. Die zunehmende Kompression der Bronchien in der Ausatemphase führt dann dazu, dass die Luft nicht mehr vollständig aus den Lungenbläschen abströmen kann; die Lungenbläschen werden aufgepumpt, es entsteht eine Lungenüberblähung.

!

Eine Röntgenaufnahme ist hilfreich, um andere Erkrankungen und Beeinträchtigungen der Lunge und des Herzens auszuschließen.

Bestätigt wird die Diagnose COPD dann durch eine einfache Lungenfunktionsmessung, die sogenannte Spirometrie (siehe folgende Seite). Der Lungenarzt kann danach durch eine erweiterte Lungenfunktionsprüfung feststellen, ob ein Lungenemphysem vorliegt, ob die Atemmuskulatur durch das erschwerte Atmen überlastet ist und ob das Blut zu wenig Sauerstoff oder zu viel Kohlensäure enthält. Eine Röntgenaufnahme ist hilfreich, um andere Erkrankungen und Beeinträchtigungen der Lunge und des Herzens auszuschließen.

Was Ihr Arzt wissen muss, um die Therapie optimal zusammenzustellen

Sechs Faktoren sind bei der Therapieplanung zu berücksichtigen:

- die Einschränkung der Belastbarkeit
- die lungenfunktionell gemessene Weite der Bronchien
- das Ausmaß der Lungenüberblähung
- der Sauerstoff- und Kohlensäuregehalt im Blut
- die Häufigkeit von Verschlimmerungen des Krankheitsbildes
- das Ausmaß der Herzbelastung durch die COPD

Die Lungenfunktionsprüfung

Die einfachste Lungenfunktionsprüfung, die viele Allgemeinärzte und Internisten durchführen, ist die sogenannte Spirometrie, ein Begriff, den man mit „Messung der Atmung" übersetzen könnte. Mit diesem Test, bei dem gemessen wird, wie viel Luft Sie insgesamt einatmen und wie schnell Sie sie wieder ausatmen können, lässt sich bereits feststellen, ob die Bronchien verengt sind.

Die gesamte Luftmenge, die man nach tiefer Ausatmung einatmen kann, heißt Vitalkapazität. Beträgt der FEV1-Messwert, also die Menge Luft, die bei maximaler Anstrengung in einer Sekunde ausgeatmet werden kann („Einsekundenkapazität"), weniger als 70 % des Messwertes für die Vitalkapazität, dann liegt eine Verengung der Bronchien vor. Bei verengten Bronchien ist nämlich die Ausatmung erschwert und verlängert.

> **!** Die Spirometrie ist die einfachste Methode, verengte Bronchien nachzuweisen und eine COPD zu diagnostizieren.

Die Spirometrie ist die einfachste und kostengünstigste Methode, verengte Bronchien nachzuweisen, und auch die einfachste Messung, um den Krankheitsverlauf zu kontrollieren.

Mit der „großen" Lungenfunktionsmessung, der sogenannten Bodyplethysmografie, kann der Lungenarzt darüber hinaus feststellen, ob und wie ausgeprägt Ihre Lunge überbläht ist. Die Messung der sogenannten Diffusionskapazität erlaubt dem Arzt Rückschlüsse auf das Ausmaß der Schädigung der Lungenbläschen beim Lungenemphysem.

Die Atemkraftmessung deckt auf, ob die Atemmuskulatur durch die jahrelange Überbeanspruchung erschöpft ist, und die Blutgasanalyse, ob das Blut zu wenig Sauerstoff oder zu viel Kohlensäure enthält.

!

Beim Asthma kann sich die Bronchialverengung durch eine Behandlung wieder vollständig rückbilden, bei der COPD nicht.

Asthma oder COPD?

Die Diagnose COPD ist mit dem Nachweis einer Bronchialverengung aber noch nicht etabliert, denn verengte Bronchien finden sich auch beim Asthma bronchiale. Der Unterschied zwischen Asthma und COPD besteht darin, dass sich beim Asthma die Bronchialverengung durch eine gute Behandlung wieder vollständig rückbilden kann, bei der COPD jedoch nicht. Bei der COPD bleibt trotz intensivster Behandlung ein gewisses Maß an Bronchialverengung bestehen; daher ergeben sich schon beim Erfragen

COPD und Asthma: Unterschiede und Gemeinsamkeiten

Bei der COPD liegt immer eine dauernde Verengung der Bronchien vor. Anders als beim Asthmatiker lässt sich die Lungenfunktion auch durch eine maximale Behandlung nicht mehr völlig normalisieren.

Aber: Zwei Drittel der COPD-Patienten haben zusätzlich eine bronchiale Überempfindlichkeit, wie man sie auch bei Asthmatikern kennt. Eine intensive bronchialerweiternde Therapie führt bei diesen Menschen zu einer Besserung der Lungenfunktion und der Beschwerden.

Asthma und COPD haben also Gemeinsamkeiten: Beides sind chronische Erkrankungen, die relativ häufig vorkommen. Beide Erkrankungen sind durch eine chronische Atemwegsentzündung und eine Verengung der Atemwege charakterisiert, allerdings spielen bei COPD andere Entzündungsmechanismen eine Rolle als beim Asthma. Es gibt jedoch COPD-Patienten, deren Erkrankung durch eine Asthma-Komponente überlagert ist. Bei diesen Patienten spricht man von einem „Asthma-COPD-Overlap-Syndrom“.

der Beschwerden wertvolle Hinweise, ob die Diagnose eher COPD oder Asthma lauten wird. Wiederholte Atembeschwerden mit Husten (häufig kombiniert mit pfeifenden Atemgeräuschen), die durch Reize wie Zigarettenrauch, Küchendünste und Farbdämpfe ausgelöst werden, und sich nach einer gewissen Zeit oder nach Inhalation eines bronchialerweiternden Sprays wieder gut rückbilden, sind typisch für die Überempfindlichkeit der Bronchien bei Asthmatikern. Bei der COPD bleibt die Belastbarkeit dagegen im Allgemeinen eingeschränkt, selbst wenn Sie optimal behandelt werden.

Aber auch wenn ein genaues Erforschen der Beschwerden vielfach schon Hinweise darauf gibt, ob die mittels Lungenfunktionsprüfung nachgewiesene Bronchialverengung eher auf ein Asthma oder eine COPD hindeutet, kann diese Unterscheidung bei vielen Menschen erst dann mit letzter Sicherheit getroffen werden, wenn die Lungenfunktionsprüfung noch einmal wiederholt wird, nachdem eine intensive bronchialerweiternde Therapie durchgeführt worden ist. So wurde schon mancher vermeintliche COPD-Patient als Asthmatiker und der jahrelang unter der Diagnose „Asthma“ geführte Patient als COPD-Kranker enttarnt.

Doch die Messung von Lungenfunktion und Sauerstoffgehalt des Blutes sind nicht nur für die Diagnosestellung wichtig; auch die Verlaufsbeurteilung erfordert Lungenfunktionsprüfungen und Sauerstoffmessungen. Zur besseren Einschätzung wird Ihr Arzt sich auch ein Bild von Ihrer Belastbarkeit machen, weil sich bei körperlicher Beanspruchung zuerst zeigt, ob es gesundheitlich aufwärts oder abwärts geht. Er wird Sie bitten, Ihre Belastbarkeit in Maß und Zahl zu fassen, zum Beispiel, indem Sie angeben, wie viel Treppenstufen Sie steigen können, bis Sie Atembeschwerden verspüren, oder wie lang die Gehstrecke ist, bis Sie wegen Luftnot innehalten müssen. Oder er fordert sie zum sogenannten Sechs-Minuten-Gehtest auf: Die Distanz, die Sie in dieser Zeitspanne bewältigen können, ist ein Maß für Ihre körperliche Belastungsfähigkeit.

Wie unterscheiden sich Asthma, Chronische Bronchitis, Lungenemphysem und COPD?

- **Asthma:** chronisch entzündliche Atemwegserkrankung, die mit einer variablen Verengung der Atemwege einhergeht. Die Atemwegsverengung bildet sich im Allgemeinen spontan oder nach Behandlung vollständig zurück. Sie geht mit einer Überempfindlichkeit der Atemwege einher. Asthma beginnt mit trockenem Husten oder Atemnot, die häufig anfallsartig auftritt.
- **Chronische Bronchitis:** chronische oder wiederkehrende Entzündung der Atemwege mit Husten und Auswurf über mindestens drei Monate pro Jahr.
- **Chronisch obstruktive Bronchitis:** älterer Begriff für die COPD. Gekennzeichnet durch eine bleibende Verengung der Atemwege trotz Einsatz von bronchialerweiternden Medikamenten.
- **Lungenemphysem:** gekennzeichnet durch eine medikamentös nicht beeinflussbare, bleibende Überblähung der Lungenbläschen. Das Lungenemphysem zeigt als Erstsymptom Atembeschwerden bei körperlicher Anstrengung. Später kommen meistens auch Husten und Auswurf hinzu und die Bronchien werden reizbar wie beim Asthma.
- **Asthma-COPD-Overlap-Syndrom:** COPD mit einer bronchialen Überempfindlichkeit wie beim Asthma (mehr dazu auf Seite 36).

Bronchiale Überempfindlichkeit

Die COPD ist, im Gegensatz zum Asthma, eine Erkrankung, bei der die Bronchien auf Dauer verengt sind. Das heißt keinesfalls, dass das Ausmaß der Bronchialverengung immer das gleiche bleiben muss! Fälschlicherweise wird das aber häufig so verstanden, was zur Folge hat, dass die bronchialerweiternde Therapie nicht bis zum Letzten ausgereizt wird, weil die Betroffenen der irrigen Meinung sind, sowieso nicht mehr erreichen zu können. Aber auch bei der COPD gibt es Tage, die besser, und Tage, die schlechter sind. Und bei manchem wird durch reizende Dämpfe, Stäube oder intensive Gerüche eine zusätzliche Bronchialverengung ausgelöst, ähnlich wie beim Asthmatiker. Diese Überempfindlichkeit gegen bestimmte Stoffe und Reize unserer Umwelt wird in der Medizin als „bronchiale Hyperreaktivität“ bezeichnet.

Jahrzehntelang hat die Wissenschaft versucht, Asthma und COPD strikt voneinander abzugrenzen, aber die Übergänge sind gleitend. Bereits im Jahr 2000 konnte die „Lung Health Study“, eine großangelegte Untersuchung, die das Fortschreiten der COPD über mehr als zehn Jahre bei knapp 6000 Patienten untersuchte, nachweisen, dass 66 % der COPD-Betroffenen auch eine bronchiale Überempfindlichkeit haben. Das bedeutet, dass die Verengung der Bronchien durch eine Verkrampfung der Bronchialmuskulatur wie beim Asthmaanfall zunehmen und bei guter Behandlung auch wieder abnehmen kann. Dies zu wissen ist aus zwei Gründen ganz wichtig: zum einen, weil die bronchiale Überempfindlichkeit ein Risikofaktor für einen schwereren Verlauf der COPD ist, und zum anderen, weil man bei ausgeprägter bronchialer Überempfindlichkeit mit gutem Erfolg zur mittelfristigen Linderung der Beschwerden inhalative Kortisonpräparate einsetzen kann (mehr dazu ab Seite 72).

!

Die Überempfindlichkeit der Bronchien gegen bestimmte Stoffe und Reize der Umwelt wird als „bronchiale Hyperreaktivität“ bezeichnet.

Asthma bronchiale: Gesunde Atemwege und Atemwegsverengung im Vergleich.

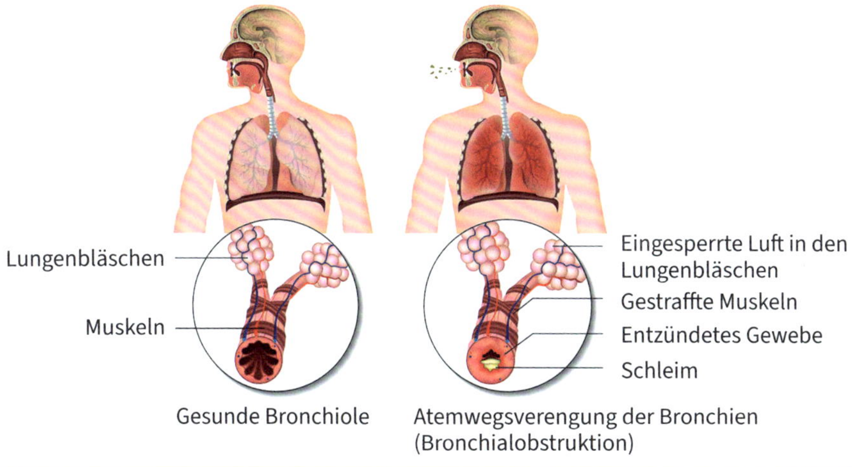

Asthma-COPD-Overlap-Syndrom

In der medizinischen Wissenschaft hat man in der Vergangenheit die Krankheit COPD klar gegen die Krankheit Asthma abgegrenzt. Es galt ein Entweder/Oder: entweder COPD oder Asthma. Und wer als Arzt mit dem Begriff „chronisch asthmoide Emphysembronchitis“ zum Ausdruck bringen wollte, dass ein Patient mit COPD einen Krankheitsverlauf zeigte, der auch Merkmale einer Asthmaerkrankung wie anfallsartige Luftnot aufwies, wurde belächelt, weil dieser Begriff aus den sechziger Jahren stammte und zu beweisen schien, dass der, der ihn verwendete, wissenschaftlich nicht mehr auf dem Laufenden war. Dabei kannte wohl jeder praktisch tätige Arzt unter seinen Patienten solche, bei denen die Diagnose COPD zwar formal richtig war, die jedoch auch Merkmale eines Asthma bronchiale aufwiesen: Das waren zum Beispiel Patienten, die als Jugendliche ein Asthma hatten, später über Jahre rauchten und dann eine Dauerverengung der Bronchien, also eine COPD entwickelten. Oder COPD-Patienten, deren Beschwerden sehr gut auf eine Dauerbehandlung mit inhalativem Kortison ansprachen. Oder solche, die eine ausgeprägte bronchiale Überempfindlichkeit, typisches Kriterium eines Asthma bronchiale, aufwiesen und zu Asthmaanfällen neigten.

Inzwischen hat auch die Forschung erkannt, dass es nicht nur Asthma auf der einen Seite und COPD auf der anderen gibt, sondern auch Mischformen. Den alten Begriff chronisch asthmoide Emphysembronchitis wollte man für diese Mischform jedoch nicht mehr benutzen und hat ihr den Namen „Asthma-COPD-Overlap-Syndrom“, abgekürzt ACO, gegeben.

Da diese Patienten – anders Patienten mit reiner COPD – von inhalativem Kortison profitieren, ist die Unterscheidung zwischen „klassischer“ COPD und Asthma-COPD-Overlap-Syndrom wichtig, um für die Patienten die beste Therapie zu finden. Denn Patienten mit ACO – das zeigen Studien – haben einen schwereren

Krankheitsverlauf als Patienten mit klassischer COPD, wenn sie nicht korrekt behandelt werden.

Eine Studie der Universität Mainz aus dem Jahre 2014 zeigt, dass das Asthma-COPD-Overlap-Syndrom gar nicht selten vorkommt. Die Häufigkeit wird mit 25 % angegeben, was allerdings ein bisschen hoch erscheint.

International hat man sich inzwischen auf eine Krankheitsdefinition geeinigt: Demzufolge muss ein Asthma-COPD-Overlap-Syndrom bei COPD-Patienten vermutet werden, die bereits seit der Kindheit oder dem frühen Erwachsenenalter unter Atemwegsbeschwerden leiden, die über stark wechselnde Beschwerden klagen, die unter Allergien leiden oder deren Beschwerden sich durch inhalatives Kortison nachhaltig bessern lassen.

Rauchen und COPD

Wie Sie bereits erfahren haben, gehen 90 % der COPD-Erkrankungen auf das Konto des Tabakrauchens. Das heißt natürlich auch, dass es 90 % weniger COPD-Kranke gäbe, wenn nicht geraucht würde. Diese Aussage sollte man ruhig einige Minuten auf sich wirken lassen: Sie bedeutet nichts anderes, als dass die Mehrzahl der COPD-Erkrankungen ganz einfach zu verhindern wäre, wenn man nur das Rauchen in den Griff bekäme. Im Kleinen betrachtet wäre das eine Herausforderung an die Raucher selbst, im Großen betrachtet an die Politik, die Aufklärung unterstützen, Hilfen zur Entwöhnung anbieten und eine aktive Tabakkontrollpolitik betreiben muss.

!

Die Mehrzahl der COPD-Erkrankungen wäre zu verhindern, wenn man das Rauchen in den Griff bekäme.

Gesundheitspolitische Maßnahmen

„Tabakkonsum ist das größte vermeidbare Gesundheitsrisiko unserer Zeit", so der Drogen- und Suchtbericht der Bundesregierung 2006. Die Politik hat lange Jahre gebraucht, um effektive Maßnahmen auf den Weg zu bringen, die den Tabakkonsum eindämmen sollen. Dabei sah sie sich zahlreichen Widersachern gegenüber: von der Tabakindustrie bis hin zu den Betreibern von Gaststätten. Die gesetzlichen Maßnahmen reichen von einer Verschärfung des Jugendschutzgesetzes über das Recht auf einen rauchfreien Arbeitsplatz bis hin zum rigorosen Rauchverbot in der Gastronomie, in allen öffentlichen Gebäuden, in Behörden, in Schulen, in Hochschulen, in Krankenhäusern, in Alten- und Pflegeheimen, auf Flughäfen und in Diskotheken.

Auch das Image des Rauchens hat sich verändert. Rauchen gilt nicht mehr als schick und hat seinen Prestigewert unter Jugendlichen weitgehend verloren. Dass Rauchen in weiten Teilen der Gesellschaft „out“ ist, dürfte wesentlich dazu beigetragen haben, dass heute weniger Zigaretten konsumiert werden als noch vor wenigen Jahren.

Aber die Politik hat nicht nur über gesetzliche Einschränkungen den Tabakkonsum zurückzudrängen versucht; sie hat auch tief in den Geldbeutel der Raucher gegriffen, indem sie Schritt für Schritt die Tabaksteuer ordentlich angehoben hat. Inzwischen gehen von 8,70 Euro für eine Zigarettenschachtel 5,46 Euro als Steuer in das Säckel des Bundesfinanzministers. Die Steuereinnahmen aus der Tabaksteuer summierten sich 2024 auf 15,2 Milliarden Euro. Dank steigender Steuer hat sich dieser Betrag in den letzten 15 Jahren nicht wesentlich geändert, obwohl der Zigarettenkonsum in dieser Zeit spürbar zurückgegangen ist. Wurden im Jahr 2012 noch 82,4 Milliarden Zigaretten verkauft, so waren es 2024 nur noch 66,2 Milliarden.

Mittlerweile liegen auch wissenschaftliche Ergebnisse vor, die beweisen, dass Tabakkontrollpolitik positive gesundheitspolitische Auswirkungen hat. Eine große schottische Untersuchung konnte beispielsweise belegen, dass schwere Asthmaanfälle bei Kindern nach Inkrafttreten einer effektiven Nichtraucherschutz-Gesetzgebung in Schottland seltener geworden sind. Das Rauchverbot im

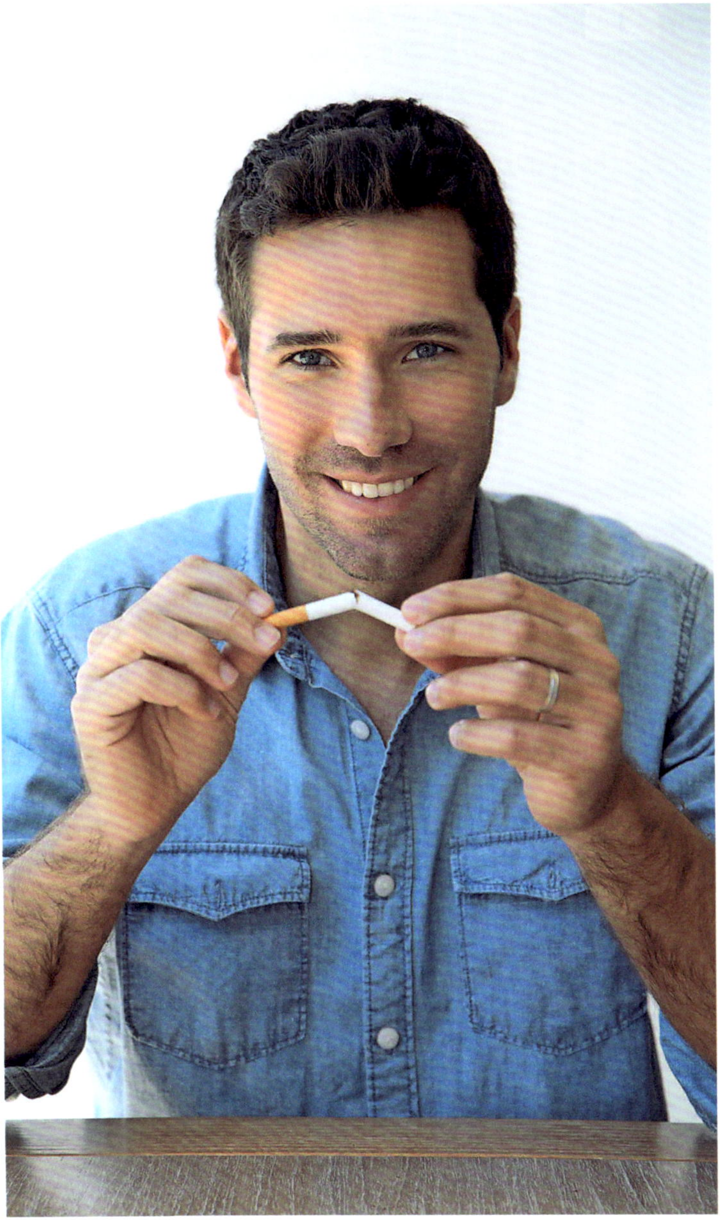

Nach etwa drei Monaten verschwindet der Raucherhusten, und Sie merken, dass Sie leichter atmen.

!

Das gesetzliche Rauchverbot führt dazu, dass sich die Haltung zum Rauchen insgesamt ändert.

öffentlichen Bereich hat dort nachweislich zu einer tiefgreifenden Änderung des Rauchverhaltens geführt. Es zeigte sich auch, dass das gesetzliche Rauchverbot dazu führte, dass sich die Haltung zum Rauchen insgesamt änderte. Bei Kindern und Jugendlichen war Rauchen plötzlich nicht mehr „in“ und der aktive Tabakkonsum rückläufig.

Die positiven Auswirkungen der gesetzlichen Regelungen in Schottland auf die Häufigkeit und Schwere von Asthmaanfällen bei Kindern und Jugendlichen sind beeindruckend. Stieg die Zahl der Krankenhauseinweisungen wegen schwerer Asthmaanfälle bis zur Einführung des Rauchverbots im März 2006 noch Jahr für Jahr um 5,2 %, so sank die Häufigkeit in den Jahren danach im Schnitt um 18,2 % pro Jahr.

Auch für Deutschland lässt sich nachweisen, dass die Tabakkontrollpolitik den Zigarettenkonsum beeindruckend zurückgedrängt hat, eine sehr erfreuliche Entwicklung. Und die EU verpflichtet Tabakunternehmen ab Mai 2016, großflächige Warnbilder auf Zigarettenpackungen abzudrucken, außerdem werden Zusatzstoffe wie Frucht- oder Vanillearomen verboten, ab 2020 auch Mentholzigaretten.

Nichtrauchen – was bringt mir das?

!

Nach etwa drei Monaten ohne Zigaretten verschwindet der Raucherhusten, und Sie merken, dass Sie leichter atmen.

So schwer es fallen mag aufzuhören – es lohnt sich immer. Die ersten positiven Effekte der Rauchabstinenz stellen sich bereits innerhalb von zwei Tagen ein: Blutdruck und Puls normalisieren sich, der Blutfluss in Händen und Füßen nimmt zu. Schon nach acht Stunden hat sich der Sauerstoffgehalt des Blutes normalisiert, und das Herzinfarktrisiko beginnt abzunehmen. Nach ein bis zwei Tagen ist das Kohlenmonoxid ausgeschieden, das mit dem Zigarettenrauch über die Atemwege ins Blut gelangt. Schleim und Schadstoffe werden ausgehustet. Geschmacks- und Geruchssinn verbessern sich. Nach etwa drei Monaten verschwindet der Raucherhusten, und Sie merken, dass Sie leichter atmen. Bei COPD normalisiert sich die Alterungsgeschwindigkeit der Lunge wieder, die durch die Tabakrauchbelastung beschleunigt war. Der Schaden, den das Rauchen bis dahin an Bronchien und Lunge verursacht hat, bildet sich allerdings nicht wieder zurück.

Über die Jahre nimmt das Krebsrisiko wieder ab: Nach fünf Jahren ist das Risiko für einen Mundhöhlen-, Rachen- und Speiseröhrenkrebs halbiert. Nach zehn Jahren hat sich das Herzinfarktrisiko normalisiert, und auch das Risiko, an einem Lungenkrebs zu erkranken, unterscheidet sich nur noch geringfügig von dem eines Nichtrauchers.

Mit dem Rauchen aufzuhören, ist nicht immer ganz einfach. Bewährte Tipps, wie Sie von Ihrer Sucht loskommen können, finden Sie ab Seite 114.

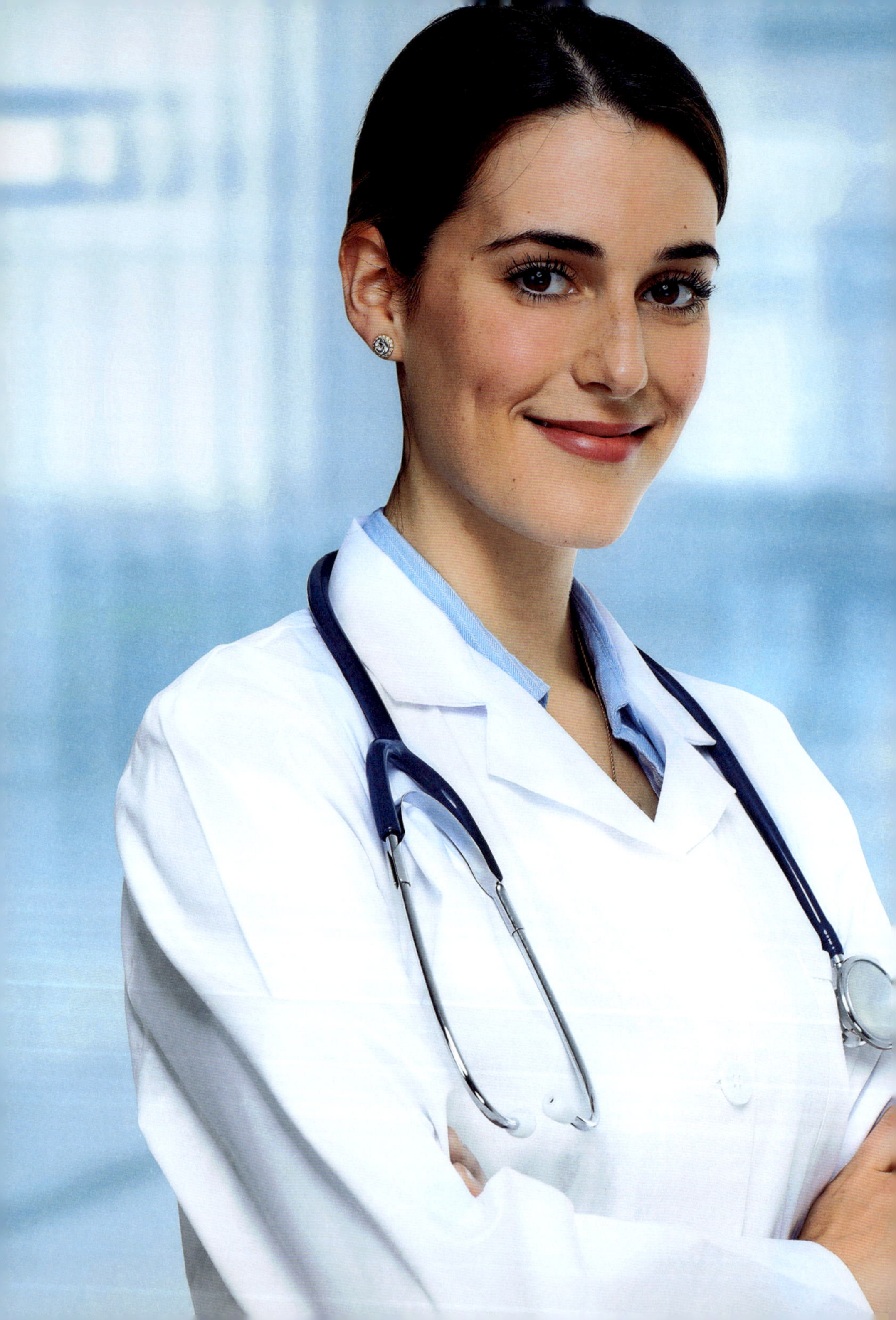

WIE WIRD EINE COPD BEHANDELT?

Drei Dinge sind bei der Behandlung einer COPD am wichtigsten: Die Luftnot soll gelindert, Verschlimmerungen vermieden und ein Fortschreiten der Erkrankung aufgehalten werden. Mit welchen Medikamenten und Maßnahmen das funktionieren kann, was es mit Kortison auf sich hat und welche Therapiemöglichkeiten es noch gibt, lesen Sie im folgenden Kapitel.

Therapieziele

Wenn man Menschen mit verengten Atemwegen fragt, was sie sich von der Behandlung ihrer COPD erhoffen, so ist die erste Antwort immer die gleiche: Was könnte ich mir mehr wünschen, als weniger Luftnot zu haben und mich besser belasten zu können?

Um das zu erreichen, werden bei der Behandlung drei Hauptziele im Auge behalten.

1. Die Luftnot lindern

!

Wer sich besser belasten kann, kann seinen Aktionsradius wieder erweitern.

Die Beschwerden sollen gelindert werden, was automatisch dazu führt, dass sich die Lebensqualität bessert. Denn wer sich besser belasten kann, kann seinen Aktionsradius wieder erweitern. Er kann wieder am Alltag seiner Familie teilhaben, er kann einkaufen gehen, sich an seinem Garten erfreuen, Tätigkeiten wieder ausführen, die er zuvor nicht leisten konnte, und vielleicht sogar Sport treiben.

Linderung der Luftnot und Zunahme der Lebensqualität hängen unmittelbar zusammen. Hier Hilfe zu leisten, ist eines der wichtigsten Anliegen der Medizin bei der Behandlung der COPD. Sie muss versuchen, die Lebensqualität so weit wie möglich zu bessern. Und das bedeutet: möglichst wenig Luftnot und bestmögliche Belastbarkeit. Erreicht wird dies durch eine optimale medikamentöse Erweiterung der Bronchien.

2. Exazerbationen verhindern

Die Behandlung soll nicht nur die Luftnot lindern, sondern auch plötzliche Entgleisungen der Krankheit verhindern, also den Krankheitsverlauf „beruhigen“. Verschlimmerungen der COPD sollen die Ausnahme bleiben. Das ist nicht nur deswegen wichtig, weil diese „Abstürze“ mit einer Zunahme von Luftnot, Husten und Auswurf, vielleicht sogar mit einem Krankenhausaufenthalt verbunden sind, sondern auch, weil diese sogenannten Exazerbationen (siehe Kasten) nicht spurlos am Bronchialsystem vorübergehen. Häufig hinterlassen sie einen zusätzlichen bleibenden Schaden und sind dadurch mitverantwortlich für ein schnelleres Fortschreiten der Erkrankung. Neben einer Besserung der Luftnot muss daher auch die Verhinderung von Exazerbationen Ziel der Behandlung sein. Und wenn es zu solchen Verschlechterungen des Krankheitsbildes kommt, müssen sie ohne Verzug energisch behandelt werden, damit sie rasch abklingen und keine Schäden hinterlassen.

Was sind Exazerbationen?
Darunter versteht man die deutliche Verschlimmerung der Symptome einer bereits bestehenden, meist chronischen Erkrankung. Wenn die Verschlimmerung plötzlich auftritt, spricht man von akuter Exazerbation.

3. Das Fortschreiten der Erkrankung aufhalten

Zum Dritten soll die Behandlung das Fortschreiten der Erkrankung aufhalten. Der normale Alterungsprozess von Bronchien und Lunge soll nach Möglichkeit nicht durch die COPD beschleunigt werden. Die COPD soll so behandelt werden, dass sie die Lebenserwartung so wenig wie möglich verkürzt.

Und natürlich sollen diese Therapieziele erreicht werden, ohne dass die eingesetzten Medikamente und Behandlungsmaßnahmen den Körper schädigen.

Therapieziele auf einen Blick
- Linderung der Luftnot, bestmögliche Lebensqualität
- Vermeidung von Exazerbationen
- Verhinderung des Fortschreitens der COPD und Gewinn an Lebenszeit

Die Bausteine der Therapie

Für die Behandlung der COPD stehen eine Vielzahl von Medikamenten und Maßnahmen zur Verfügung, die die Erkrankung bessern sollen. Die wichtigste Maßnahme in der Behandlung der COPD bleibt jedoch immer, man kann es leider nicht genug betonen, die Aufgabe des Rauchens.

Bronchialerweiternde Medikamente

Bronchialerweiternde Medikamente lindern die Atembeschwerden und verbessern die Belastbarkeit, Präparate zum Schleimlösen oder Geräte, die den Schleim lockern, indem sie die Luft in den Bronchien in Vibration versetzen, erleichtern das Abhusten. Diese Maßnahmen verschaffen Ihnen mehr Luft und lassen es Ihnen einfach besser gehen. Aber sie wirken nur symptomatisch; sie ändern also nichts an der Erkrankung selbst, sondern lindern nur die Beschwerden. Atemwegserweiternde Medikamente können ein Fortschreiten der COPD nicht verhindern, trotz aller Hoffnungen, die die Wissenschaft in diese Präparate gesetzt hat. Aber sie bessern die Lebensqualität, und das ist wertvoll genug. Näheres lesen Sie ab Seite 59.

> **!**
>
> Atemwegserweiternde Medikamente ändern am eigentlichen Krankheitsverlauf nichts, aber sie bessern die Lebensqualität.

Medikamente zur Vorbeugung von Exazerbationen

Medikamente, die die Anzahl plötzlicher Verschlimmerungen des Krankheitsbildes, also von Exazerbationen, vermindern, haben wiederum keinen Einfluss auf die Weite der Bronchien. Ihre Wirkung spürt man also gar nicht! Sie werden nicht eingesetzt, um Luftnot und Belastbarkeit zu bessern, sondern um die Häufigkeit von Exazerbationen zu vermindern. Der Betroffene selbst bemerkt diesen Effekt im Allgemeinen nicht, denn diese Präparate schaffen es gerade einmal, die Exazerbationshäufigkeit um 15–25 % zu verringern. Anschaulicher ausgedrückt bedeutet das, dass statt zehn Exazerbationen in fünf Jahren bloß noch acht auftreten.

Daneben haben einige dieser Präparate noch weitere Wirkungen. ACC zum Beispiel, das in hoher Dosierung die Exazerbationshäufigkeit vermindert, wird auch als Schleimlöser eingesetzt. Auch inhalatives Kortison hat neben seinem exazerbationsmindernden Effekt einen zweiten Einsatzbereich: Es dämpft die bronchiale Überempfindlichkeit, wenn Ihre COPD mit einer asthmatischen Komponente einhergeht. Mit welchen Mitteln Sie Exazerbationen verhindern können, lesen Sie ab Seite 84.

Wie bereits gesagt, gegen ein Fortschreiten der COPD gibt es kein Medikament! Man hegte lange die Hoffnung, dass inhalatives Kortison die allmähliche Verschlechterung der Lungenfunktion aufhalten könnte. Doch trotz aufwändiger Studien mit großem finanziellem Engagement der Pharmaindustrie hat sich am Ende dieser jahrelangen wissenschaftlichen Bemühungen gezeigt, dass inhalatives Kortison ein Fortschreiten der COPD nicht zu bremsen vermag. Die einzige Maßnahme, die das schafft, ist das Aufgeben des Rauchens. Das mag für manchen passionierten Raucher eine böse Nachricht sein, aber an dieser Einsicht kommt niemand vorbei: Wer seine Krankheit grundlegend positiv beeinflussen will, muss seine Zigarette ausdrücken und darf keine neue mehr anzünden!

> **!**
> Die einzige Maßnahme, die ein Fortschreiten der COPD verhindert, ist das Aufgeben des Rauchens.

Weitere Therapiemaßnahmen

Obwohl sie eine Verschlechterung der Lungenfunktion nicht bremsen, verlängern zwei Behandlungsmaßnahmen die Lebensspanne bei schwer- und schwerstgradiger Erkrankung: die Sauerstofflangzeittherapie bei Menschen mit chronischem Sauerstoffmangel und die sogenannte nicht-invasive häusliche Beatmungstherapie bei denjenigen, die so schwer betroffen sind, dass sie die Kohlensäure, die als Abfallprodukt der Energiegewinnung im Körper anfällt, nicht mehr in ausreichendem Maße abatmen können, weil die Atemmuskulatur erschöpft ist. Informationen zu diesen Methoden finden Sie ab Seite 96 und 100.

DIE BAUSTEINE DER COPD-THERAPIE UND IHR EFFEKT AUF EINEN BLICK	
Aufgabe des Rauchens	kein Fortschreiten der COPD
bronchialerweiternde Medikamente	bestmögliche Lebensqualität
Medikamente zur Vorbeugung von Exazerbationen	weniger Exazerbationen
Sauerstofflangzeittherapie und nicht-invasive häusliche Beatmungstherapie	Gewinn an Lebenszeit

Therapie nach Schema F?

Manchmal ist es einfacher, Ziele festzulegen, als den Weg dorthin zu finden. Von diesen Schwierigkeiten zeugen auch die unterschiedlichen nationalen und internationalen Leitlinien zur COPD-Behandlung, die in den letzten Jahren vorgelegt, verworfen, überarbeitet worden sind. Dabei kam es nicht selten vor, dass man in Europa andere Ansichten vertrat, wie diese Ziele erreicht werden könnten, als in den Vereinigten Staaten – wer nach den einen Leitlinien eine mittelschwere COPD hatte, war nach anderen schon schwer krank und erhielt dementsprechend andere Medikamente.

Daneben waren alle Leitlinien jahrelang mit dem Fehler behaftet, den Schweregrad der COPD nur an der Lungenfunktion festzumachen – obwohl die Atembeschwerden verschiedener COPD-Patienten bei gleicher Lungenfunktion sehr unterschiedlich sein können. Die COPD ist nämlich ein sehr heterogenes, also uneinheitliches Krankheitsbild. Es gibt Patienten mit schwerer Lungenfunktionseinschränkung, die wenig Atembeschwerden haben. Andere haben nur eine geringe Lungenfunktionseinschränkung, aber trotzdem hohen Leidensdruck.

Dasselbe gilt vom Sauerstoffgehalt im Blut: Manche Menschen mit ausgeprägtem Sauerstoffmangel spüren diesen gar nicht, andere haben bei gleichen Werten Luftnot oder sind schlechter belastbar. Wenn also die Lungenfunktion den Leidensdruck gar nicht korrekt widerspiegelt, kann auch nicht ein einzelner Messwert allein über die Zusammenstellung der Therapie entscheiden.

Fazit: Für jeden Menschen muss die Therapie individuell passend zusammengestellt werden. Ein kurzer Blick auf die Lungenfunktionsmesswerte und dann ein rascher Griff in den Medikamentenschrank: So wird kein Arzt Ihrer Krankheit gerecht. Vielmehr sollte er Ihre Therapie an Ihren tatsächlichen Bedürfnissen ausrichten. Eine sinnvolle Therapie zu erarbeiten, erfordert sowohl vom Arzt als auch von Ihnen Engagement und vertrauensvolle Zusammenarbeit. In die Entscheidung, nach welchem Bauplan die Therapie zusammengesetzt werden soll, gehen etliche Aspekte neben der Lungenfunktion ein, die allesamt im Arzt-Patienten-Gespräch beleuchtet werden müssen.

!

Für jeden Menschen muss die Therapie individuell passend zusammengestellt werden.

Die maßgeschneiderte Therapie

Bestandsaufnahme

Um einen auf Sie persönlich zugeschnittenen optimalen Therapieplan zu erarbeiten, muss Ihr Arzt drei Vorüberlegungen zu Ihrem Krankheitsbild anstellen:

- Wie weit sind Ihre Beschwerden überhaupt zu bessern?
- Haben Sie eine klassische COPD mit stabilem Beschwerdebild oder zusätzlich eine bronchiale Überempfindlichkeit, das heißt, reagieren Sie auf reizende Dämpfe, Stäube oder Gerüche wie ein Asthmatiker mit einer Verkrampfung der Bronchialmuskulatur?
- Wie oft kommt es zu akuten Verschlechterungen der COPD (Exazerbationen?)

Beleuchten wir die Fragen nacheinander.

Frage 1: Wie weit sind Ihre Beschwerden überhaupt zu bessern? Eine der wichtigsten Überlegungen überhaupt! Denn es ist falsch, bei einer COPD, die noch gebessert werden kann, nicht alle Register zu ziehen, um die Luftnot zu lindern und die Belastbarkeit zu verbessern. Genauso falsch wäre es, Medikamente zu verordnen, die überhaupt keinen Nutzen für Sie haben, weil das Äußerste, was man medikamentös erreichen kann, bereits erreicht ist. Der behandelnde Arzt muss daher zuallererst herausfinden, bis zu welchem Grad sich Ihre Belastbarkeit noch verbessern lässt. Denn es geht ja darum, das Optimum an Lebensqualität für Sie sicherzustellen.

Die Belastbarkeit ist der am besten geeignete Parameter zur Steuerung der Therapie, und dieser Parameter muss so genau wie möglich in „Maß und Zahl“ erfasst werden. Nur so ist es möglich, Therapieerfolg oder -misserfolg genau zu beurteilen. Um sich einen Eindruck von der Belastbarkeit im Alltag zu verschaffen, bieten sich je nach Ihren persönlichen Umständen unterschiedliche „Messwerte“ an, beispielsweise die Anzahl der Treppenstufen, die Sie steigen können, bis Sie Atembeschwerden entwickeln, oder die Gehstrecke, die Sie ohne Luftnot zurücklegen können, oder wie weit Sie mit dem Fahrrad ohne Atemprobleme radeln können. Auch der Sechs-Minuten-Gehtest ist eine gute Methode (siehe Seite 30).

Auch die Lungenfunktion liefert mit der Einsekundenkapazität, der FEV1 (siehe Seite 35), einen guten Messwert, der die Beurteilung der aktuellen Situation ermöglicht. Allerdings muss man immer vor Augen haben, dass die Lungenfunktion nur eine Momentaufnahme ist. Messwerte können bereits im Laufe eines Tages deutlich voneinander abweichen. Bei sehr schwerer COPD ist die Bewertung von Änderungen in der FEV1 dadurch erschwert, dass die Ausgangsmesswerte bereits sehr klein sind. Dementsprechend fallen auch Änderungen zahlenmäßig nur gering aus und sind dann mit Vorsicht zu interpretieren. Und natürlich fallen die Werte besser aus, wenn Sie vor der Messung inhaliert haben, oder schlech-

!

Die Lungenfunktion liefert mit der Einsekunden-kapazität, der FEV1, einen guten Messwert, der die Beurteilung der aktuellen Situation ermöglicht.

ter, wenn Sie Ihre Medikamente nicht eingenommen haben. Eine Lungenfunktion darf daher nur im Zusammenhang mit dem aktuellen Beschwerdebild und der derzeitigen Medikation beurteilt werden.

Ziel der Therapie ist es, die bronchialerweiternden Medikamente so geschickt zu kombinieren, dass man bestmögliche Belastbarkeit und bestmögliche Lungenfunktionswerte erreicht. Und diese Messwerte für Belastbarkeit und Lungenfunktion bilden dann künftig die Zielvorgabe für die Behandlung. Um sie zu ermitteln, intensiviert Ihr Arzt die Therapie so lange, bis keine weitere Besserung eintritt. Wenn nicht ganz sicher ist, ob noch eine weitere Besserung möglich ist, sollte man sich ein für alle Mal Klarheit durch einen kurzzeitigen Einsatz von Kortisontabletten verschaffen. Der Arzt führt dazu für ca. zehn Tage einen „Kortisonstoß“ durch und beurteilt hinterher den Erfolg. Befristet auf diese kurze Zeitdauer müssen Sie keine Schäden durch den Kortisoneinsatz befürchten. (Lediglich bei älteren Menschen und bei Diabetikern muss man den Blutzucker kontrollieren, weil dieser ansteigen kann. Nach Ende der Kortisontherapie kehren die Werte jedoch wieder auf ihr Ausgangsniveau zurück).

Stellt man allerdings fest, dass die Intensivierung der Therapie nicht zu einer Besserung des Befindens führt, sollte man sich konsequent von Medikamenten trennen, die keinen Effekt haben. Denn eine Übertherapie, die keinen zusätzlichen Gewinn bringt, ist ebenso verkehrt wie ein Zuwenig an Therapie. Eine Behandlung, bei der nicht hinterfragt wird, was sie Ihnen bringt, ist keine gute Behandlung!

> **!**
> Eine Behandlung, bei der nicht hinterfragt wird, was sie Ihnen bringt, ist keine gute Behandlung!

Frage 2: Haben Sie eine klassische COPD mit stabilem Beschwerdebild oder zusätzlich eine bronchiale Überempfindlichkeit?

Viel zu selten wird beachtet, dass auch COPD-Betroffene eine bronchiale Überempfindlichkeit haben können, wie man sie beim

!

Viel zu selten wird beachtet, dass auch COPD-Betroffene eine bronchiale Überempfindlichkeit haben können.

Asthma kennt. Bei einer bronchialen Überempfindlichkeit reagiert die Bronchialmuskulatur, die die Bronchien wie ein Schlauch umhüllt, auf bestimmte Stoffe und Reize unserer Umwelt, die beim Gesunden keine Beschwerden auslösen, mit einer Verkrampfung. Reizende Dämpfe oder Stäube, intensive Gerüche, Atemwegsinfektionen und neblige Witterung können dann eine Bronchialverengung auslösen.

Während Kortisonpräparate bei stabiler COPD ohne bronchiale Überempfindlichkeit keinen wesentlichen Einfluss auf die Atembeschwerden haben, können sie bei bronchialer Überempfindlichkeit die Krankheit positiv beeinflussen und die Belastbarkeit verbessern. Besteht also der Verdacht auf eine zusätzliche asthmatische Komponente, muss Ihr Arzt prüfen, ob Sie von einer Therapie mit inhalativem Kortison profitieren.

Frage 3: Wie oft kommt es zu akuten Verschlechterungen der COPD (Exazerbationen)?

Neigen Sie zu Exazerbationen, also akuten Verschlimmerungen der COPD, muss die Therapie Maßnahmen mit einschließen, die solche Entgleisungen verhindert. Das ist nicht nur wichtig, weil Exazerbationen mit erheblichen Atembeschwerden einhergehen, sondern auch, weil sie häufig neue Schäden an den Bronchien hinterlassen und die Krankheit insgesamt verschlimmern.

!

Wenn die Therapie im Groben steht, muss häufig noch nachgebessert werden, um ein Zuviel oder Zuwenig an Therapie zu vermeiden.

Der Therapie-Rohbau

Sind diese drei Fragen beantwortet, kann man die einzelnen Bausteine für die Behandlung auswählen und zum Rohbau zusammensetzen. Rohbau deshalb, weil das Therapiegebäude damit noch nicht fertig ist. Wenn die Therapie im Groben steht, muss häufig noch nachgebessert werden, um ein Zuviel oder Zuwenig an Therapie zu vermeiden, und um sicherzustellen, dass Sie die Inhalationsmedikamente bekommen, mit denen Sie gut zurechtkommen, damit die Therapie überhaupt funktioniert. Und schließlich sollten die Therapiebausteine so zusammengestellt sein, dass ihre Handhabung möglichst unkompliziert ist. Das kann man beispielsweise dadurch erreichen, dass man die Behandlung durch den Einsatz von Kombinationspräparaten vereinfacht.

Der Rohbau Ihrer COPD-Therapie folgt einem Stufenplan und sieht eigentlich ganz einfach aus:

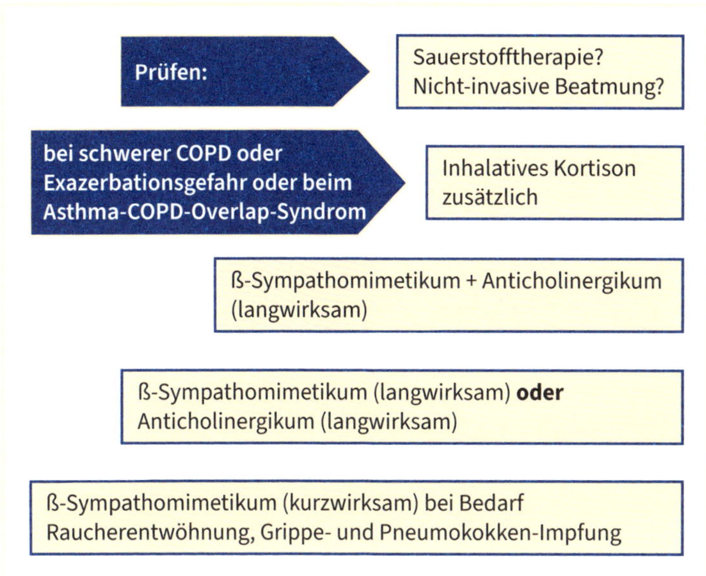

- Die wichtigste Maßnahme in der Behandlung der COPD ist die Aufgabe des Rauchens. Tipps dazu, wie Ihnen das leichter fällt, finden Sie ab Seite 114. Außerdem wird bei COPD die jährliche Grippe-Impfung sowie die einmalige Impfung gegen Pneumokokken, die wichtigsten Lungenentzündungserreger, empfohlen (siehe Seite 88).
- Ziel der nächsten Behandlungsstufe ist es, Ihre Beschwerden zu lindern, die Belastbarkeit zu bessern und mehr Lebensqualität

zu schaffen. Bei einer leichtgradigen COPD reicht oft eine Behandlung mit einem kurzwirksamen bronchialerweiternden Medikament aus, das bei Atembeschwerden inhaliert wird (siehe Seite 60). Dieses Notfallspray sollten Sie immer bei sich haben, um sich bei Luftnot rasch helfen zu können.

- Wenn Sie mit dem gelegentlichen Einsatz eines Notfallsprays aus der Medikamentengruppe der kurzwirksamen ß-Sympathomimetika gut zurechtkommen, reicht diese Basistherapie aus. Meist ist jedoch eine dauerhafte Erweiterung der Bronchien notwendig. Dafür stehen zwei Medikamentengruppen zur Verfügung: einmal die langwirksamen ß-Sympathomimetika und zum anderen die langwirksamen Anticholinergika. Richtig eingesetzt erweitern diese Medikamente die Bronchien rund um die Uhr (siehe Seite 64).
- Viele Betroffene benötigen jedoch eine intensivere Therapie. Reicht ein langwirksames bronchialerweiterndes Inhalationsmedikament also nicht aus, kombiniert man beide Substanzklassen miteinander. Mit Kombinationspräparaten beider Substanzklassen ist auch eine intensivere Therapie sehr einfach durchzuführen (siehe Seite 80).
- Inhalatives Kortison wird eingesetzt, wenn Sie zusätzlich eine bronchiale Überempfindlichkeit wie ein Asthmatiker haben, wenn Sie mehr als einmal im Jahr Exazerbationen erleiden oder aber eine sehr schwere COPD haben (siehe Seite 72).
- Ist der Sauerstoffgehalt im Blut dauerhaft erniedrigt, wird eine Sauerstofflangzeittherapie eingeleitet. Bei Erschöpfung der Atemmuskulatur muss geprüft werden, ob Sie von einer häuslichen nicht-invasiven Beatmungstherapie bzw. nicht-medikamentösen Therapien profitieren könnten (siehe Seite 96).

Werfen wir nun einen Blick auf die Therapieschritte im Einzelnen.

Die Luftnot lindern: bronchialerweiternde Medikamente

Es sind zwei Substanzgruppen, die sich durch gute Wirksamkeit und Verträglichkeit Platz eins in der Behandlung der COPD erobert haben: ß-Sympathomimetika und Anticholinergika. Beide Substanzgruppen lindern die Luftnot. Während ß-Sympathomimetika sowohl an den großen als auch an den kleinen Atemwegen angreifen, wirken Anticholinergika vor allem an den großen Atemwegen. Das ändert aber nichts daran, dass beide Substanzen etwa gleich wirksam sind. Man kann die Therapie daher mit einem ß-Sympathomimetikum genauso gut beginnen wie mit einem Anticholinergikum. Da sie über unterschiedliche Wirkprinzipien die Bronchien erweitern, lassen sie sich gut kombinieren, was die Wirksamkeit noch einmal verbessert.

Was tun, um die Medikamenteneinnahme nicht zu vergessen?
Wenn Sie dazu neigen, Ihre Medikamenteneinnahme zu vergessen, können Sie zu folgenden Erinnerungshilfen greifen, auch „Reminder" genannt. Hier einige Beispiele:

- Um das morgendliche und abendliche Inhalieren nicht zu vergessen, bewahren Sie Ihr Dosieraerosol im Zahnputzbecher auf. Wer Kortison jeweils vor dem Zähneputzen inhaliert, vergisst nicht, den Mund auszuspülen.
- Wenn Sie bei Anstrengung Luftnot entwickeln, bewahren Sie am besten immer ein Notfallspray im Turnschuh auf. So vergessen Sie die Inhalation vor dem Sport nicht.
- Das Notfallspray sollte man immer am gleichen Ort bei sich tragen, zum Beispiel in der rechten Hosentasche.

Die Liste lässt sich beliebig erweitern. Ihrer Phantasie sind dabei keine Grenzen gesetzt. Reminder sollen dazu beitragen, dass die konsequente Therapie zu einem Bestandteil des täglichen Lebens wird.

ß-Sympathomimetika

Adrenalin, das wie Kortison in der Nebenniere gebildet wird, ist eine der wirkungsvollsten bronchialerweiternden Substanzen. Es versetzt den Organismus in die Lage, Höchstleistungen zu vollbringen. Die Wirkungen von Adrenalin kennen wir aus Situationen, in denen wir unter Anspannung stehen: Das Herz schlägt schneller, vor Nervosität können die Hände zittern, und ohne dass wir es bemerken, werden auch die Atemwege erweitert.

Die bronchialerweiternde Wirkung des Adrenalins wurde früh erkannt und die Substanz zur Asthma-Behandlung eingesetzt. Aufgrund der Nebenwirkungen auf das Herz-Kreislauf-System entwickelte man Varianten des Adrenalins, bei denen die gute Wirksamkeit auf die Bronchialmuskulatur erhalten ist, die Nebenwirkungen auf das Herz jedoch deutlich geringer ausgeprägt sind. Der erste Wirkstoff dieser Art war Salbutamol, das 1969 als Sultanol in den Handel kam. In der Folge wurde eine Vielzahl von modifizierten Wirkstoffen entwickelt, die sich in Wirkstärke und Nebenwirkungsprofil aber gleichen. Allen gemein ist ein sofortiger Wirkungseintritt und eine Wirkdauer von etwa vier Stunden, so dass diese Substanzen als kurzwirksame ß-Sympathomimetika bezeichnet werden. Zu ihnen zählen Inhalationspräparate mit den Wirkstoffen Salbutamol, Fenoterol und Terbutalin. Wegen des Wirkungseintritts nach wenigen Minuten sind die kurzwirksamen ß-Sympathomimetika heute die Notfallmedikamente bei COPD.

> !
>
> Die kurzwirksamen ß-Sympathomimetika sind die Notfallmedikamente bei COPD.

Neuere langwirksame ß-Sympathomimetika vereinfachen die Therapie und gewährleisten ungestörten Schlaf: Salmeterol und Formoterol wirken etwa zwölf Stunden lang, so dass mit einer morgendlichen und einer abendlichen Inhalation der ganze Tag abgedeckt ist. Indacaterol ist etwas stärker und 24 Stunden lang wirksam. Auch die Wirkstoffe Olodaterol (enthalten in Striverdi und im Kombinationspräparat Spiolto) und Vilanterol (enthalten in den Kombinationspräparaten Anoro und Laventair sowie Trelegy und Elebrato) wirken 24 Stunden lang, so dass diese Präparate nur einmal am Tag inhaliert werden müssen.

Während die maximale Wirkung von Salmeterol, Indacaterol, Vilanterol und Olodaterol relativ spät eintritt (so dass diese Präparate nicht als Notfallmedikamente eingesetzt werden können), wirkt Formoterol ähnlich schnell wie kurzwirksame ß-Sympathomimetika, so dass Inhalatoren mit dieser Substanz auch im Luftnotanfall rasch die Atembeschwerden lindern.

Kurzwirksame ß-Sympathomimetika

WIRKSTOFF	HANDELSNAMEN
Salbutamol	Cyclocaps, Salbu Easyhaler, Salbulair, Sultanol, Ventilastin
Terbutalin	Aerodur
Fenoterol	Berotec

Langwirksame ß-Sympathomimetika

WIRKSTOFF	HANDELSNAMEN
Formoterol	Foradil, Forair, Formatris, FormoLich, Oxis
Indacaterol	Onbrez
Salmeterol	Serevent, Soltel
Olodaterol	Striverdi
Vilanterol	nur in Kombinationspräparaten erhältlich

ß-Sympathomimetika können als Inhalation, kurzwirksame ß-Sympathomimetika auch in Tablettenform oder als Injektion ihr Zielorgan, das Bronchialsystem, erreichen. Sie führen zu einer Entspannung der verkrampften Bronchialmuskulatur und einer Steigerung der Schlagfrequenz der Flimmerhärchen der Bronchialschleimhaut, so dass Schleim besser abtransportiert wird.

!

ß-Sympathomimetika können als Inhalation, in Tablettenform oder als Injektion das Bronchialsystem erreichen.

Die Nebenwirkungen der ß-Sympathomimetika sind uns vom Adrenalin bekannt: Am häufigsten tritt ein Zittern der Finger auf. Diese Nebenwirkung ist zwar unangenehm, aber harmlos, weil sie nach Absetzen des Medikaments verschwindet, ohne den Körper geschädigt zu haben. Wenn ß-Sympathomimetika neu verordnet worden sind, sollte man ein leichtes Händezittern für mehrere Tage in Kauf nehmen, weil es sich meistens binnen einer Woche rückbildet. Darüber hinaus können ß- Sympathomimetika Herzklopfen, Nervosität und Schlafstörungen verursachen. Alle diese Nebenwirkungen sind dosisabhängig. Sie verschwinden im Allgemeinen, wenn auf ein Dosieraerosol umgestellt wird, das weniger Wirkstoff pro Hub abgibt.

ß-Sympathomimetika erfüllen in der Behandlungsstrategie der COPD drei Zwecke:

1. Sie sorgen als Dauertherapie für weite, freie Bronchien.
2. Langwirksame ß-Sympathomimetika reduzieren die Häufigkeit von Exazerbationen.
3. Kurzwirksame ß-Sympathomimetika sind Notfallmedikamente.

Das Notfallspray

Aufgrund ihrer Sofortwirkung werden kurzwirksame ß-Sympathomimetika und Formoterol zur Behandlung von Atemnotattacken eingesetzt. Jeder COPD-Patient muss ständig sein ß-Sympathomimetikum-Dosieraerosol als Notfallspray bei sich tragen. Allerdings darf das Dosieraerosol auch im Notfall nicht unkritisch eingesetzt werden: Bei plötzlicher Atemnot wird das Spray einmal benutzt. Tritt nach fünf Minuten keine Linderung ein, wird ein zweites Mal inhaliert. Ist auch danach keine Besserung eingetreten, wird nach den Anweisungen des Notfallplans verfahren: Man muss sofort 50 mg Kortison einnehmen und den Arzt aufsuchen bzw. den Notarzt rufen.

Kurzwirksame ß-Sympathomimetika können vier- bis sechsmal am Tag inhaliert werden, ohne dass gefährliche Nebenwirkungen befürchtet werden müssen. Manche Patienten versuchen jedoch, Verschlimmerungen der COPD durch häufigeres Inhalieren ihres Notfallsprays unter Kontrolle zu behalten. Das ist falsch und kann sogar gefährlich werden! Wenn Sie mehr als zehn Inhalationen pro Tag benötigen, um Ihre Beschwerden zu beherrschen, muss unbedingt die Gesamttherapie intensiviert werden.

Tipps und Hinweise zum richtigen Inhalieren finden Sie ab Seite 65.

!

Wenn Sie mehr als zehn Inhalationen pro Tag benötigen, um Ihre Beschwerden zu beherrschen, muss unbedingt die Gesamttherapie intensiviert werden.

ß-Sympathomimetika auf einen Blick

- Sie erweitern die Bronchien, halten ein Fortschreiten der Erkrankung jedoch nicht auf.
- Sie verhindern Exazerbationen.
- Sie werden inhalativ, in Tablettenform oder als Injektion verabreicht.

Es gibt kurzwirksame ß-Sympathomimetika, deren Wirkung ca. vier Stunden anhält, und langwirksame, die ca. zwölf bzw. 24 Stunden wirken. Die kurzwirksamen ß-Sympathomimetika sind Notfallmedikamente. Die langwirksamen ß-Sympathomimetika werden in der Dauertherapie eingesetzt.

Nebenwirkungen: Händezittern, Herzklopfen, Nervosität und Schlafstörungen: unangenehm, aber harmlos. Sie sind dosisabhängig und können durch Umstellung auf Dosieraerosole, die weniger Wirkstoff pro Hub abgeben, beseitigt werden.

Anticholinergika

Der Spannungszustand der Bronchialmuskulatur wird durch unser vegetatives Nervensystem geregelt. Wenn der Vagusnerv, der an der Kontrolle der vegetativen Organe von Rachen, Brust und oberem Bauchraum maßgeblich beteiligt ist, aktiviert wird, führt das zu einer Anspannung der Bronchialmuskulatur und damit zu einer Verengung der Bronchien. Der Vagusnerv kann mit Medikamenten blockiert werden, die als Anticholinergika bezeichnet werden.

Wie bei den ß-Sympathomimetika gibt es kurzwirksame und langwirksame Anticholinergika. Kurzwirksame Anticholinergika wirken schwächer und langsamer als ß-Sympathomimetika und haben seit Einführung der langwirksamen Anticholinergika ihre Bedeutung verloren. Langwirksame Anticholinergika hingegen spielen eine bedeutende Rolle bei der Behandlung der COPD: Sie erweitern für 12 oder 24 Stunden die Bronchien, schützen vor Exazerbationen der COPD, und ihre Wirkung addiert sich zur Wirkung von ß-Sympathomimetika hinzu, so dass beide Medikamente kombiniert werden können, um eine intensivere Wirkung zu erzielen.

> **!**
> Langwirksame Anticholinergika spielen eine bedeutende Rolle bei der Behandlung der COPD.

Langwirksame Anticholinergika

WIRKSTOFF	HANDELSNAMEN
Aclidinium	Bretaris Genuair, Eklira Genuair
Glycopyrronium	Seebri
Tiotropium	Spiriva, Braltus, Srivasso, Acopair
Umeclidinium	Incruse, Rolufta

Kurzwirksame Anticholinergika

WIRKSTOFF	HANDELSNAMEN
Ipatropium	Atrovent, IpraBronch

Während Medikamente wie Spiriva, Bretaris, Eklira und das kurzwirksame Atrovent ihre Wirkung relativ langsam entfalten und das Wirkmaximum erst nach etwa 30 bis 60 Minuten erreicht ist, setzt die Wirkung von Seebri und Umeclidinium relativ schnell ein. Die Wirkung von Atrovent hält etwa vier Stunden an, die Wirkung von Bretaris und Eklira etwa zwölf Stunden, die von Spiriva, Seebri und Umeclidinium etwa 24 Stunden. Anticholinergika sind nahezu nebenwirkungsfrei.

Um die Therapie zu vereinfachen, gibt es Kombinationspräparate, die langwirksames Anticholinergikum und langwirksames ß-Sympathomimetikum zusammen enthalten.
Kombination von ß-Sympathomimetika und Anticholinergika sind unter folgenden Handelsnamen auf dem Markt: Anoro, Ultibro, Brimica, Spiolto, Duaklir, Bevespi, Ulunar, Laventair.

Richtig inhalieren

Medikamente, die direkt auf der Bronchialschleimhaut wirken sollen, müssen inhaliert werden. Dazu muss die Wirksubstanz mithilfe eines Inhalationsgerätes oder eines Dosieraerosols in kleine Tröpfchen vernebelt werden oder sie wird als fein zerstäubtes Pulver inhaliert. Bei der COPD haben sich zur Inhalationsbehandlung Dosieraerosole (mit oder ohne Spacer) und Pulverinhalatoren durchgesetzt.

Das Dosieraerosol

Beim Auslösen des Dosieraerosols drücken die Treibgase den Medikamentennebel mit einer Geschwindigkeit von 100 km/h in Sekundenbruchteilen aus der Düse des Dosieraerosols. Damit der Wirkstoff wirklich in die Bronchien gelangt, müssen Sprühstoß und Einatmung optimal koordiniert sein.

Dass die Bedienung eines Dosieraerosols nicht ganz einfach ist, zeigte vor einigen Jahren eine Studie: Von 143 Teilnehmern, die ein Dosieraerosol benutzten, waren – mit einer Ausnahme – alle überzeugt, ihr Dosieraerosol richtig zu handhaben. Bei genauerem Nachfragen stellte sich jedoch heraus, dass jeder Dritte die Reihenfolge der einzelnen Bedienungsschritte durcheinanderbrachte. Und beim Vorführen zeigte sich sogar, dass fast alle Probleme mit der Koordination hatten: 85 % atmeten vor der Inhalation nicht ausreichend aus, und 56 % hatten Schwierigkeiten, gleichzeitig mit der Auslösung des Sprühstoßes tief einzuatmen. Achten Sie daher wirklich darauf, Ihr Gerät richtig zu handhaben.

Das Dosieraerosol richtig benutzen

Gehen Sie in folgenden Schritten vor:

- die Schutzkappe abnehmen
- das Dosieraerosol kräftig schütteln
- tief ausatmen
- das Mundstück mit den Lippen umschließen
- Auslösen des Dosieraerosol-Stoßes mit Beginn der Einatmung
- tief einatmen
- den Atem für fünf bis zehn Sekunden anhalten

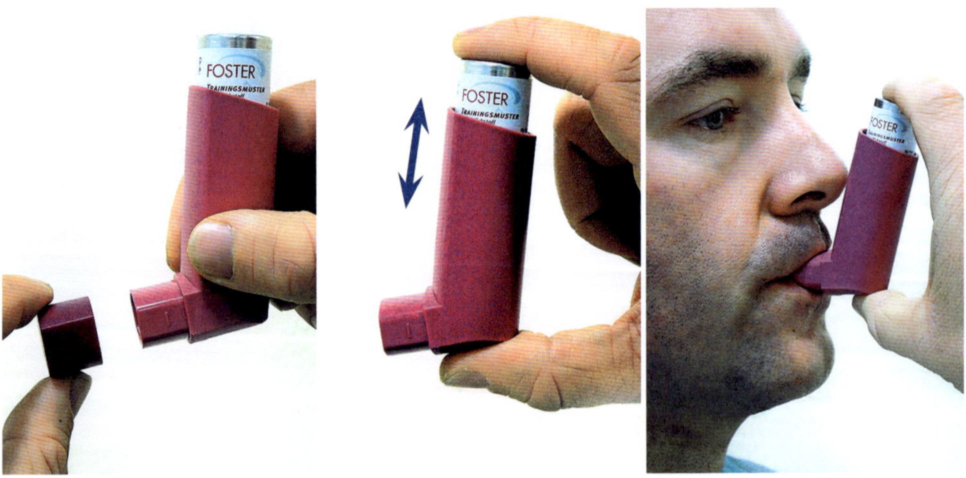

Richtige Inhalationstechnik mit dem Dosieraerosol: Schutzkappe abnehmen, Dosieraerosol kräftig schütteln, tief ausatmen, Mundstück mit Lippen umschließen, Dosieraerosol-Stoß mit Beginn der Einatmung auslösen.

Der Spacer

Schwierigkeiten bei der Koordination zwischen Sprühstoß-Auslösung und Einatmung lassen sich dadurch beheben, dass der Sprühstoß in einen Kunststoffballon, einen sogenannten Spacer, abgegeben wird. Im Spacer schwebt das Medikamenten-Aerosol für drei bis fünf Sekunden, so dass Sie ohne Koordinationsprobleme inhalieren können. Vor allem für ältere Menschen ist ein Spacer eine große Hilfe.

Für die meisten Kortison-Dosieraerosole ist er sogar ein absolutes Muss! Die Aerosoltröpfchen des Dosieraerosols werden nämlich überwiegend an die Rachenhinterwand geschleudert; ohne Spacer erreichen nur 10 % die Bronchien. ß-Sympathomimetika werden auch über die Rachenschleimhaut ins Blut aufgenommen

!

Schwierigkeiten bei der Koordination zwischen Sprühstoß-Auslösung und Einatmung lassen sich durch einen Spacer beheben.

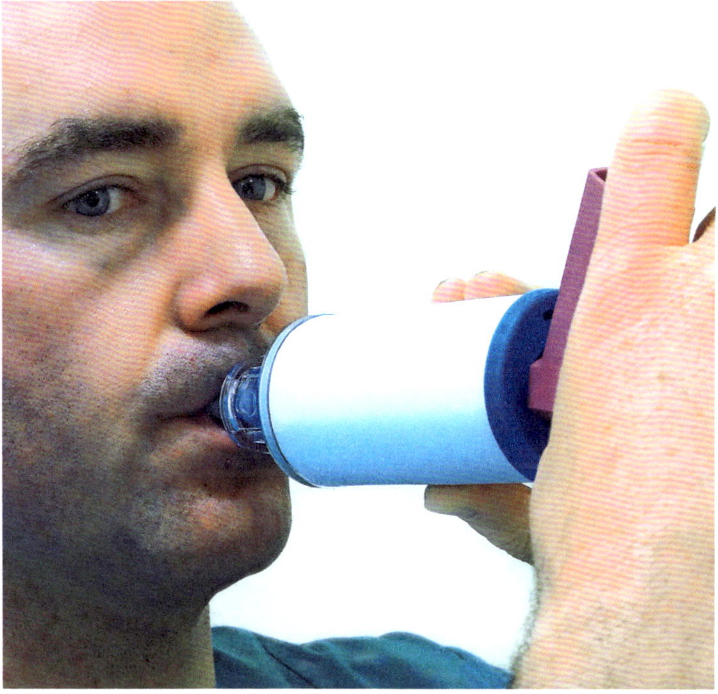

Anwendung des Spacers: Auf das eine Ende des Spacers wird das Dosieraerosol aufgesetzt, das andere Ende ist das Mundstück. Langsam und tief ausatmen, Mundstück fest mit den Lippen umschließen. Sprühstoß aus dem Dosieraerosol in den Spacer abgeben. Danach tief und langsam das Aerosol aus dem Spacer einatmen. Anschließend Luft so lange anhalten, wie es angenehm ist.

und entfalten über diesen Umweg in ausreichendem Maß ihre bronchialerweiternde Wirkung, selbst wenn die Verteilung im Bronchialsystem nicht optimal ist. Für eine Therapie mit inhalativem Kortison ist jedoch ein besonders gleichmäßiger Beschlag der Bronchialschleimhaut mit dem Wirkstoff notwendig. Mit einem Spacer erreichen immerhin 25–30 % des Wirkstoffs das Bronchialsystem.

Einige neuere Kortison-Dosieraerosole setzen den Sprühnebel so langsam frei, dass ein Spacer nicht mehr unbedingt erforderlich ist.

Weil sich bei Benutzung eines Spacers weniger Wirkstoff im Rachen niederschlägt, treten Mundsoor und Heiserkeit bei Kortison-Dosieraerosolen seltener auf. Außerdem vermindert der Spacer den Hustenreiz, den der Sprühstoß hervorrufen kann.

Pulverinhalatoren

Eine gute Alternative zu den Dosieraerosolen sind Pulverinhalatoren, die inzwischen von zahlreichen Firmen angeboten werden.

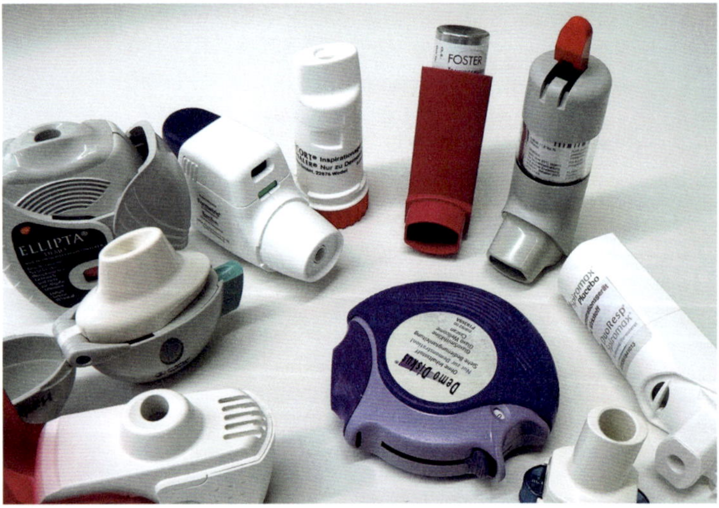

Im Handel befindliche Inhalatoren.

Pulverinhalatoren bieten einige entscheidende Vorteile gegenüber den Dosieraerosolen: So ist die Wirkstoffmenge, die tatsächlich die Bronchien erreicht, größer. Ein Spacer wird nicht benötigt. Eine Koordination zwischen Sprühstoß und Einatmung ist nicht mehr nötig, was die Handhabung vereinfacht.

Den Pulverinhalator richtig benutzen

Gehen Sie in folgenden Schritten vor:

- das Gerät laden
- ohne Gerät tief ausatmen (nicht ins Gerät blasen!)
- Mundstück mit den Lippen umschließen
- tief einatmen
- den Atem für fünf bis zehn Sekunden anhalten

Die Reinigung von Inhalierhilfen

Das Mundstück des Dosieraerosols (ohne Patrone) wird mit lauwarmem Wasser und gegebenenfalls Geschirrspülmittel gereinigt, mit klarem Wasser nachgespült und trocknen gelassen; ebenso der Spacer. Die Düsenöffnung des Dosieraerosols kann ebenfalls mit Wasser gesäubert werden (nicht daran herumkratzen!). Beim Spacer sollte regelmäßig kontrolliert werden, ob das Ventil im Mundstück noch durchgängig ist. Es kann mit lauwarmem Wasser gespült werden. Danach lassen Sie es gut trocknen. Auch manche Pulverinhalatoren müssen gereinigt werden.

Bitte denken Sie immer auch an das Ausspülen des Mundraums zur Vermeidung von Nebenwirkungen bei Verwendung eines Kortisonpräparates!

!

Denken Sie nach Inhalation des Kortisonsprays immer an das Ausspülen des Mundraums oder putzen Sie sich alternativ die Zahne.

Biologika: Therapie mit Antikörpern

Seit Mitte der 90er-Jahre arbeitet die pharmazeutische Industrie fieberhaft an der Entwicklung von Medikamenten, die beim Asthma bronchiale helfen sollen, die komplizierten „Befehlsketten“ der asthmatischen Entzündung zu blockieren. Diese Antikörper-Medikamente werden unter dem Oberbegriff „Biologika“ zusammengefasst, weil sie durch gentechnisch veränderte Organismen produziert werden.

Seit Juni 2024 ist der Asthma-Antikörper Dupilumab (Dupixent) auch zur Behandlung bestimmter Formen der COPD zugelassen. Von der Presse euphorisch begrüßt, sind die Studienergebnisse jedoch ernüchternd: Die Lungenfunktion besserte sich nach einem Jahr nur ganz gering, ein Effekt auf die Lebensqualität war nicht eindeutig nachzuweisen und nach der Belastbarkeit wurde in den Zulassungsstudien nicht gefragt. Die Anzahl mittelgradiger und schwerer Verschlimmerungen der COPD (Exazerbationen) ging zwar um 34 Prozent zurück, doch lässt sich ein ähnlicher Effekt auch mit Roflumilast oder hochdosiertem ACC mit überschaubaren Kosten erreichen. Die Jahreskosten der Dupilumab-Therapie belaufen sich dagegen auf 17.000 Euro.

Dupilumab darf als zusätzliches Medikament bei erwachsenen COPD-Patienten mit einer erhöhten Anzahl an eosinophilen weißen Blutkörperchen im Blutbild eingesetzt werden, bei denen die COPD trotz intensiver Behandlung mit einer Kombination aus inhalativem Kortison, ß-Sympathomimeticum und Anticholinergikum „unzureichend kontrolliert“ ist. So die amtliche Zulassung.

Tests zur Beurteilung des COPD-Schweregrades

Der COPD-Assesment-Test (CAT)

Der CAT ist ein Fragebogen, der die Symptome des Patienten je nach Schweregrad mit Punkten von 1–5 bewertet. Je höher die Gesamtzahl, umso höher der Schweregrad und das Risiko einer weiteren Verschlimmerung. Der CAT soll dem Patienten und dem Arzt beim Therapiemanagement helfen und wird in Studien eingesetzt:

			PUNKTE
Beispiel: Ich bin sehr glücklich	0 X 2 3 4 5	Ich bin sehr traurig	
Ich huste nie	0 1 2 3 4 5	Ich huste ständig	▼
Ich bin überhaupt nicht verschleimt	0 1 2 3 4 5	Ich bin völlig verschleimt	▼
Ich spüre keinerlei Engegefühl in der Brust	0 1 2 3 4 5	Ich spüre ein sehr starkes Engegefühl in der Brust	▼
Wenn ich bergauf oder eine Treppe hinaufgehe, komme ich nicht außer Atem	0 1 2 3 4 5	Wenn ich bergauf oder eine Treppe hinaufgehe, komme ich sehr außer Atem	▼
Ich bin bei meinen häuslichen Aktivitäten nicht eingeschränkt	0 1 2 3 4 5	Ich bin bei meinen häuslichen Aktivitäten sehr stark eingeschränkt	▼
Ich habe keine Bedenken, trotz meiner Lungenerkrankung das Haus zu verlassen	0 1 2 3 4 5	Ich habe wegen meiner Lungenerkrankung große Bedenken, das Haus zu verlassen	▼
Ich schlafe tief und fest	0 1 2 3 4 5	Wegen meiner Lungenerkrankung schlafe ich nicht tief und fest	▼
Ich bin voller Energie	0 1 2 3 4 5	Ich habe überhaupt keine Energie	▼
		SUMME	

Das Bad Dürrheimer COPD und Asthma-Questionaire

Einfacher, aber präziser ist das vom Autor entwickelte „Bad Dürrheimer COPD- und Asthma-Questionaire“ aufgebaut. Es fragt die Beschwerden des Patienten so ab, dass sich aus den Antworten konkrete Konsequenzen für eine eventuelle Therapieanpassung ableiten lassen. Wenn Sie vor einem Arztbesuch kurz die Fragen für sich beantworten, können Sie Ihrem Arzt ein ganz konkretes Bild Ihrer gegenwärtigen Beschwerden vermitteln:

Ihre aktuellen Beschwerden

1. Seit wann leiden Sie unter COPD?	➡		Seit ca. _____ Jahren
nein	⬇	⬇	ja
2. Sind Sie bei körperlicher Belastung kurzatmig?	☐	☐	Wie viel Etagen/Stufen können Sie steigen, bis die Atembeschwerden beginnen? ______ Etagen/ Stufen
3. Sind Sie in Ruhe kurzatmig?	☐	☐	
4. Haben Sie Husten?	☐	☐	
5. Haben Sie Auswurf?	☐	☐	1. Wie viel pro Tag? ___ Teelöffel/Esslöffel/Wasserglas 2. Wie sieht der Auswurf aus? ☐ weiß ☐ gelb ☐ grün 3. Wie ist die Beschaffenheit? ☐ fest ☐ flüssig
6. Gab es im letzten halben Jahr Zeiten, in denen Sie weniger Luftnot hatten als heute?	☐	☐	
7. Waren Sie im letzten halben Jahr wegen Luftnot im Krankenhaus?	☐	☐	
8. Ist im letzten halben Jahr eine Behandlung mit Kortisontabletten durchgeführt worden?	☐	☐	Hat der Kortisonstoß die Luftnot gebessert? ☐ Ja ☐ nein

Kortison bei COPD – ja oder nein?

Kortison ist ein Medikament, das wie kein anderes zwiespältige Reaktionen hervorruft: Von vielen Menschen wegen seiner Nebenwirkungen gefürchtet, von den Ärzten wegen seiner guten Wirkung bei Behandlung unter anderem von COPD-Exazerbationen geschätzt. Sehen wir uns einmal an, wie es sich genau damit verhält.

Kortisol ist ein Hormon, das in der Nebennierenrinde, der äußeren Schicht der Nebenniere, gebildet wird. Die Nebenniere eines Erwachsenen produziert pro Tag 15–40 mg Kortisol (Kortisol ist Hydrokortison; die heute üblicherweise bei COPD verordneten Kortisonpräparate haben eine vier- bis fünffach stärkere Wirkung als das körpereigene Kortisol). Kortisolbildung und -abgabe an das Blut laufen nach einem charakteristischen Rhythmus ab: In den frühen Morgenstunden zwischen 5 und 8 Uhr ist die Konzentration im Blut am höchsten. Kortisol regelt zahlreiche, zum Teil noch nicht bis ins letzte erforschte Steuervorgänge im Organismus. Einige der durch Kortisol vermittelten Effekte sind bei schweren Erkrankungen oder Stressreaktionen für das Überleben notwendig; unter Stressbedingungen wird die Kortisol-Produktion bis auf das Zehnfache gesteigert.

> **!** Kortisol ist ein Hormon, das in der Nebennierenrinde, der äußeren Schicht der Nebenniere, gebildet wird.

Kortison und seine Geschichte

Die Entdeckungsgeschichte des Kortisols beginnt in den 1930er-Jahren mit einem Wettlauf: Nahezu zeitgleich gelingt 1936 Biochemikern der Mayo-Klinik in Minnesota, Forschern der Columbia-Universität New York und Wissenschaftlern der Eidgenössischen Technischen Hochschule in Zürich die Isolierung und chemische Definition der Hormone der Nebenniere. Aber erst zwölf Jahre später wird Kortisol zum ersten Mal als Medikament eingesetzt: Am 21. September 1948 verabreichte Philip Hench an der Mayo-Klinik einer Patientin mit schwerstgradigem Rheuma Kortisol. Der Erfolg grenzte an ein Wunder! 1950 werden erstmals Patienten mit allergischem Asthma behandelt, auch hier mit durchschlagendem Erfolg. Die Forscher Kendall, Reichstein und Hench werden im selben Jahr für ihre Arbeiten über Kortisol mit dem Nobelpreis ausgezeichnet.

Der Einsatz von Kortison bei der Behandlung der COPD hat eine wechselvolle Geschichte. Da Kortisontabletten und -injektionen bei längerer hochdosierter Behandlung Nebenwirkungen verursachen können, entwickelten Industrie und Wissenschaft Kortison für den inhalativen Einsatz, das 1972 auf den Markt kam. Und als Ende der 1980er-Jahre klar war, dass inhalatives Kortison beim Asthma bronchiale ohne wesentliche Nebenwirkungen ausgezeichnet wirksam ist, war man optimistisch, dass diese Präparate auch bei der COPD mit Erfolg einsetzbar wären. Vor allem hoffte man, dass inhalative Kortisonpräparate das Fortschreiten einer COPD verlangsamen könnten. Diese Wirkung ließ sich jedoch in mehreren großen Studien nicht belegen.

Aber ohne dass man danach gesucht hätte, zeigten die Studien einen bis dahin nicht erwarteten Effekt: Bei schwerer COPD traten unter regelmäßiger Behandlung mit inhalativem Kortison weniger Exazerbationen auf als erwartet. Wenn man die Daten ganz genau anschaut, hält sich der Effekt jedoch in Grenzen: Statistisch gesehen führt die Inhalation von Kortison bei schwerer COPD zu einer 20-prozentigen Verminderung von Exazerbationen. Im Klartext bedeutet das, dass jemand, dessen COPD innerhalb von fünf Jahren zehnmal außer Kontrolle gerät, unter regelmäßiger Kortisoninhalation nur achtmal in eine Exazerbation abrutschen würde. Ein begrenzter Erfolg, aber trotzdem wird vielen COPD-Betroffenen heutzutage deshalb inhalatives Kortison verordnet.

Doch inzwischen mehren sich kritische Erkenntnisse: So stehen einige inhalative Kortisonpräparate beispielsweise im Verdacht, Lungenentzündungen zu begünstigen. Und auch der Effekt auf Exazerbationen wird kritisch hinterfragt: Eine 2014 veröffentlichte

Studie hinterfragte, was passiert, wenn Betroffene, die mit zwei bronchialerweiternden Medikamenten (einem ß-Sympathomimetikum und einem Anticholinergikum) behandelt werden, das zusätzlich verordnete inhalative Kortison absetzen. Die Studie kam zu dem Schluss, dass das Fortlassen des inhalativen Kortisons kaum Nachteile brachte.

Mittlerweile rückt ein neuer Gesichtspunkt bei der COPD-Forschung mehr und mehr in den Blickpunkt: Viele Menschen mit COPD haben ja zusätzlich eine bronchiale Überempfindlichkeit, also eine asthmatische Komponente. Und dort ist der Einsatz von inhalativem Kortison zur Beruhigung des Krankheitsverlaufs durchaus sinnvoll!

!

Bei bronchialer Überempfindlichkeit ist der Einsatz von inhalativem Kortison sinnvoll.

Wie wirkt Kortison?

Die Kortisonpräparate, die heutzutage eingesetzt werden, sind chemische Abwandlungen des Kortisols. Sie sind im Allgemeinen vier- bis fünfmal so stark wirksam wie Kortisol. Die im Folgenden genannten Dosierungen gelten daher für alle Kortisonpräparate, die ebenso stark wirken wie Prednison, das viermal wirksamer ist als Kortisol. Kortison gilt heute als wichtigstes Medikament bei der Behandlung von COPD-Exazerbation.

Kortisonpräparate sind unter folgenden Handelsnamen auf dem Markt: Metypred, Prednisolon, Prednisolut, Metysolon, Urbason, Decortin, Dermosolon, Prednison.

Als Tablette oder Injektion verabreicht, gelangt Kortison auf dem Blutweg zu den Zellen. Um seine Wirkung zu entfalten, muss es erst in das Zellinnere aufgenommen werden und beeinflusst dort die Bildung von Eiweißen, die wichtige, zum Teil sogar lebenswichtige Steuerfunktionen in unserem Körper wahrnehmen. Daher hat Kortison keine Sofortwirkung; erste Effekte lassen sich selbst nach einer Injektion frühestens nach 30–60 Minuten nachweisen; die maximale Wirkung ist sechs bis zwölf Stunden später zu erwarten.

!

Als Tablette oder Injektion verabreicht, gelangt Kortison auf dem Blutweg zu den Zellen.

Nebenwirkungen

Kortison gilt als wirksamstes Medikament in der Asthmabehandlung, weil es nahezu alle dem Asthma zugrunde liegenden Komponenten der Entzündungsreaktion unterdrückt. Seinen festen Platz hat es auch bei der Behandlung von COPD-Entgleisungen.

Im Jahr 1950, in dem die Kortisonforschung mit der Verleihung des Nobelpreises ihren größten Triumph feierte, gab es jedoch bereits eine erste Welle der Ablehnung, weil mehr und mehr schwerwiegende Nebenwirkungen bekannt wurden. Zu den gravierendsten gehört die Osteoporose: Der Kalksalzgehalt von Knochen und Wirbelsäule nimmt ab, häufig begleitet von Rückenschmerzen. Schließlich kann es zu Knochen- und Wirbelkörperbrüchen kommen. Nach Absetzen des Kortisons kommt die Osteoporose zwar zum Stillstand; sie bildet sich aber nicht mehr zurück und gehört zu den schlimmsten Kortisonschäden.

Im Gegensatz zur Osteoporose bilden sich die meisten anderen Nebenwirkungen nach Absetzen des Kortisons wieder zurück oder können gut behandelt werden. So führt eine hochdosierte Behandlung mit Kortison nach relativ kurzer Zeit zu einer Wassereinlagerung ins Gewebe: Das Gesicht kann etwas anschwellen. Die Schwellung bildet sich aber nach Absetzen des Kortisons wieder vollständig zurück. Der Abbau von Eiweißdepots im Körper führt zu einer Abnahme der Muskelmasse. Fettdepots werden umverteilt: Vor allem im Gesicht und am Nacken nimmt das Fettgewebe zu. Hochdosierte Kortison-Dauertherapie ist verantwortlich für die sogenannte „Kortisonhaut“: Die Haut wird papierdünn; da die Blutgefäße gleichzeitig brüchiger werden, treten nach geringsten Verletzungen blaue Flecke auf. Bei Neigung zu Diabetes kann Kortison zu einer Erhöhung der Blutzuckerwerte führen, die dann medikamentös gesenkt werden müssen. Hat der Betroffene bereits Diabetes, führt Kortisongabe häufig dazu, dass die Behandlung intensiviert werden muss. Kortison kann auch zu einer erhöhten Anfälligkeit gegen Infekte und zu einer gestörten Wundheilung führen. Es begünstigt Magenschleimhautentzündungen, die Bildung von Magengeschwüren, Thrombosen, grünem und grauem Star.

Die Liste der Nebenwirkungen, die sich noch durch zahlreiche seltene Komplikationen erweitern ließe, führt oft zu einer völligen Ablehnung einer Kortison-Therapie. Bevor Sie Kortison jedoch in Bausch und Bogen verdammen, machen Sie sich klar, was nicht auf dem Beipackzettel steht: Nebenwirkungen treten nur dann auf, wenn drei Voraussetzungen gleichzeitig erfüllt sind:

1. Wenn Kortison in hoher Dosierung eingesetzt wird. Anders ausgedrückt: Wird die Dosis unter 10 mg gehalten, ist in der Regel nicht mit unerwünschten Nebenwirkungen zu rechnen.
2. Wenn Kortison über mehrere Monate verordnet wird. Das heißt: Wird die Therapiedauer auf längstens vier Wochen begrenzt, ist in der Regel nicht mit gravierenden unerwünschten Nebenwirkungen zu rechnen. Aus diesem Grund verursacht ein kurzzeitiger, hochdosierter Einsatz von Kortison bei einer akuten COPD-Verschlimmerung keine Kortisonschäden. Einzige Ausnahme: Bei Neigung zur Zuckerkrankheit können die Blutzuckerwerte bereits nach wenigen Tagen ansteigen, normalisieren sich aber im Allgemeinen nach Beendigung des Kortisonstoßes.
3. Wenn Kortison als Tablette, Spritze oder Zäpfchen über den Blutweg seine Zielorgane erreicht. Anders ausgedrückt: Wird Kortison als Bronchialspray eingesetzt, ist bei üblicher Dosierung nicht mit unerwünschten Nebenwirkungen zu rechnen.

!

Kortison-Nebenwirkungen treten nur dann auf, wenn drei Voraussetzungen gleichzeitig erfüllt sind.

Regeln für den Einsatz von Kortison

Daraus ergeben sich folgende Regeln für den Einsatz von Kortison:

- Für die Dauertherapie mit Tabletten gilt: So wenig Kortison wie möglich, so viel wie nötig! Das Nebenwirkungsrisiko lässt sich weiter verringern, wenn man den Tagesverlauf der natürlichen Kortisonproduktion nachahmt und die Tabletten morgens vor 8 Uhr einnimmt.

- Bei einer COPD-Exazerbation sollte Kortison im Rahmen einer „Stoßtherapie“ eingesetzt werden: Man beginnt mit einer hohen Dosis, beispielsweise mit 50 mg, und vermindert sie alle zwei Tage um 10 mg. Nach zwei Wochen ist die Therapie beendet oder zumindest – falls erforderlich – eine kleine Kortisondosis für die Dauertherapie erreicht. Diese Therapieform führt ohne Nebenwirkungen schnell zu einer Besserung der Beschwerden.
- Kortisol ist für den Körper in Krankheit und Stresssituationen lebensnotwendig. Wenn der Organismus kein eigenes Kortisol produzieren kann, weil beide Nebennieren zerstört sind (z. B. durch Tumor-Metastasen), stirbt man, sofern dem Körper nicht Kortison von außen zugeführt wird. Bei einer Dauerbehandlung mit Kortisonpräparaten stellt die Nebennierenrinde nach mehreren Wochen die Eigenproduktion ein, weil genügend Kortison zur Verfügung steht. Wird jetzt die Kortisontherapie abrupt beendet, kann es zu bedrohlichen Zuständen kommen, weil das lebensnotwendige Kortison nun vollständig entzogen ist. Eine Behandlung mit Kortisontabletten oder -injektionen darf daher, wenn sie über mehrere Wochen durchgeführt worden ist, nicht plötzlich beendet werden. Die Dosis muss von Tag zu Tag vermindert werden („Ausschleichen“ genannt), damit die Nebennierenrinde die Eigenproduktion wieder aufnehmen kann. Durch Blutuntersuchungen kann der Arzt genau feststellen, ob der Körper wieder genug eigenes Kortison bildet.

Kortison im Überblick

- Kortison ist das wirksamste Medikament zur Behandlung der COPD-Exazerbation.
- Die Kortisonwirkung tritt langsam ein.
- Nebenwirkungen können auftreten, wenn diese drei Bedingungen gleichzeitig erfüllt sind: wenn Kortison
  - als Tablette, Injektion oder Zäpfchen verabreicht wird,
  - in hohen Dosierungen eingesetzt wird (mehr als 10 mg pro Tag),
  - über lange Zeiträume eingenommen wird (länger als vier Wochen).
- Nebenwirkungen sind in der Regel nicht zu erwarten beim Einsatz von Kortison-Dosieraerosolen, bei einer hochdosierten Stoßtherapie oder bei einer Dauertherapie mit Dosierungen unter 10 mg.
- Kortison darf nur in kleinen Schritten und mit Wissen des Arztes abgesetzt werden.

Kortison-Dosieraerosole

Die ausgezeichnete Wirksamkeit von Kortison bei der Behandlung des Asthma bronchiale veranlasste die pharmazeutische Industrie frühzeitig, Kortisonpräparate zu entwickeln, die alle Vorzüge des Kortisons in sich vereinten, aber frei von ernsten Nebenwirkungen waren. Ergebnis dieser Forschungen waren inhalative Kortisonpräparate. 1972 kam das erste Kortison-Dosieraerosol auf den Markt.

Inhalatives Kortison wird bei schwerer COPD eingesetzt, wenn häufige Exazerbationen vorliegen oder aber wenn die COPD mit einer bronchialen Überempfindlichkeit einhergeht, also eine asthmatische Komponente hat. Die Wirkung tritt erst nach ein bis zwei Wochen regelmäßiger Anwendung ein. Verwechseln Sie also Ihr Kortison-Inhalationsmedikament nicht mit dem Notfallspray! Wird das Präparat abgesetzt, klingt die Wirkung langsam ab.

!

Die Wirkung von Kortison-Inhalationsmedikamenten tritt erst nach ein bis zwei Wochen regelmäßiger Anwendung ein.

Kortisonpräparate zur Inhalation sind unter folgenden Handelsnamen auf dem Markt: Beclometason, Beclomet, Ventolair, Budenosid, Budes, Budiair, Miflonide, Novopulmon, Pulmicort, Alvesco, Astmanex, Fluticason, Flutide, FlutiHexal.

Inhalatives Kortison hat in normaler Dosierung einen therapeutischen Effekt, wie man ihn durch Tabletten mit 5–10 mg Kortison erzielt. Der entscheidende Vorteil: Solange man nicht über das Doppelte der im Beipackzettel genannten Höchstdosis hinaus dosiert, hat es keine Kortison-Nebenwirkungen, weil es seine Wirkung nur an der Bronchialschleimhaut entfaltet.

Voraussetzung für eine optimale Wirkung des inhalativen Kortisons ist die gleichmäßige Verteilung im Bronchialsystem. Dies wird bei Dosieraerosolen üblicherweise durch Vorschaltung eines Spacers vor das Dosieraerosol erreicht. Einige moderne Dosieraerosole setzen den Medikamentennebel langsamer frei; bei diesen Sprays ist ein Spacer nicht unbedingt erforderlich. Der Beipackzettel oder Ihr behandelnder Arzt können Auskunft darüber geben. Bei inhalativem Kortison in Pulverform ist ein Spacer nicht erforderlich.

Manche Pharmafirmen schreiben in den Beipackzettel zum inhalativen Kortison alles hinein, was die Substanz Kortison als Tablette oder Spritze an Nebenwirkungen haben kann. Bedenken Sie aber: Auf das kortisonhaltige Dosieraerosol träfe das nur dann zu, wenn Sie quasi jeden Tag ein Dosieraerosol verbrauchen würden. Das tut natürlich niemand. Vertrauen Sie daher Ihrem Arzt. Zwei harmlose Nebenwirkungen der Kortison-Dosieraerosole müssen allerdings erwähnt werden:

- Bei 5–10 % der Patienten kann Heiserkeit auftreten, die aber abklingt, sobald das Medikament abgesetzt wird.
- Schlägt sich das Kortison in der Mundhöhle und im Rachen nieder und bleibt dort liegen, nehmen die Abwehrkräfte der dortigen Schleimhaut ab. Dadurch wird ein an sich harmloser, aber unangenehmer Pilzbefall im Mund, ein Mundsoor, begünstigt.

Zwischen vier und 13 % der mit inhalativem Kortison behandelten Personen entwickeln einen Mundsoor. Mundsoor kann dadurch vermieden werden, dass man nach der Inhalation Mund und Rachen ausspült. Wer morgens und abends vor dem Zähneputzen inhaliert, wird das nicht vergessen. Auch der Spacer, der bei den meisten Kortison-Dosieraerosolen unbedingt notwendig ist, um einen gleichmäßigen Beschlag des Bronchialsystems sicherzustellen, beugt Mundsoor vor. In ihm bleiben nämlich die großen Kortison-Tröpfchen hängen, die sich sonst an der Rachenhinterwand niederschlagen würden. Kommt es trotz aller Vorsichtsmaßnahmen zu einem Soorbefall der Mundhöhle, muss das Kortison-Dosieraerosol vorübergehend abgesetzt werden. Regelmäßige Spülung der Mundhöhle mit einem Pilzmittel lässt den Pilzbefall nach wenigen Tagen abklingen.

!

Mundsoor kann dadurch vermieden werden, dass man nach der Inhalation Mund und Rachen ausspült.

Kortison-Dosieraerosole im Überblick

- Kortison-Dosieraerosole wirken in normaler Dosierung wie 5–10 mg Kortison, haben aber keine ernsten Nebenwirkungen.
- Die Wirkung tritt nach ein bis zwei Wochen regelmäßiger Anwendung ein; sie sind daher kein Notfallmedikament!
- Kortison-Dosieraerosole müssen immer mit Spacer benutzt werden, sofern es sich nicht um ein Dosieraerosol handelt, das den Medikamentennebel beim Sprühen sehr langsam abgibt! Nach der Inhalation immer den Mund ausspülen!
- Mögliche Nebenwirkungen: Heiserkeit und Mundsoor.

Kombinationspräparate: inhalatives Kortison/ ß-Sympatikomimetikum

Manche COPD-Patienten, die – wie Asthmatiker – eine bronchiale Überempfindlichkeit haben, oder COPD-Patienten mit schlechter Lungenfunktion oder mit häufigen Exazerbationen werden zusätzlich zu den bronchialerweiternden Medikamenten mit inhalativen

Kortisonpräparaten behandelt. Wenn Sie dazugehören, sind Kombinationspräparate eine Therapievereinfachung. Es gibt inzwischen zahlreiche Kombinationspräparate wie Airflusal, Atmadisc, Flusarion, Rolenium, Salflutin, Serkep, Serroflo, Viani (enthalten neben dem Kortison das langwirksame Salmeterol), Aforbe, Foster, Inuvair, Luforbec, Airbufo, Bufori, DuoResp, Pulmelia, Symbicort, Flutiform (enthalten neben dem Kortison das langwirksame Formoterol), Relvar und Revinity (enthalten neben dem Kortison das langwirksame Vilanterol) und Atectura (enthält neben dem Kortison das langwirksame Indacaterol).

Da Salmeterol seine bronchialerweiternde Wirkung erst nach 30 bis 60 Minuten entfaltet, können Atmadisc, Rolenium und Viani nicht bei plötzlicher Luftnot eingesetzt werden. Wenn Sie mit diesen Medikamenten behandelt werden, benötigen Sie daher auf jeden Fall noch ein kurzwirksames ß-Sympathomimetikum als Notfallmedikament.

Die Kombinationspräparate, die neben Kortison Formoterol oder Vilanterol enthalten, wirken dagegen genauso schnell wie ein kurzwirksames ß-Sympathomimetikum. Bis auf wenige Ausnahmen sind aber auch die meisten dieser Präparate nicht für die Notfallbehandlung zugelassen.

WIRKSTOFFE	HANDELSNAMEN
Formoterol und inhalatives Kortison	Aforbe, Foster, Inuvair, Luforbec, Airbufo, Bufori, DuoResp, Pulmelia, Symbicort, Flutiform
Salmeterol und inhalatives Kortison	Airflusal, Atmadisc, Flusarion, Rolenium, Salflutin, Serkep, Serroflo, Viani
Vilanterol und inhalatives Kortison	Relvar, Revinity
Indacaterol und inhalatives Kortison	Atectura

Kombinationspräparate: inhalatives Kortison/ ß-Sympatikomimetikum/Anticholinergikum

WIRKSTOFFE	HANDELSNAMEN
inhalatives Kortison/ß-Sympatikomimetikum/Anticholinergikum	Trimbow, Trixeo, Enerzair, Elebrato, Trelegy

Medikamente gegen Auswurf und Hustenreiz

Oft plagen sich COPD-Patienten mit zähem Auswurf. Die Medikamente, die zum Erweitern der Bronchien eingesetzt werden, bessern normalerweise auch den Abtransport von Schleim. Aber der Auswurf ist bei vielen relativ zäh, und mancher würde sich wünschen, dass man das Sekret medikamentös verflüssigen könnte.

Tatsächlich gibt es eine Reihe von Medikamenten, die diesen Anspruch erheben. Ihre Wirksamkeit ist jedoch umstritten. Das gilt auch für die Hauptvertreter der schleimlösenden Medikamente, Ambroxol und Acetylcystein, die nahezu nebenwirkungsfrei sind. Für beide Substanzen gilt, dass die Wirksamkeit individuell ausgetestet werden muss. Es gibt Menschen, die den Eindruck haben, dass ihr Schleim durch eines dieser Medikamente eindeutig verflüssigt wird, während andere diesen Effekt nicht spüren. Normalerweise kann man die individuelle Wirksamkeit nach zwei- bis dreitägiger Behandlung einschätzen. Wenn die Medikamente nicht zu einer Verflüssigung des Schleims führen, sollte man sie wieder absetzen. Bei Acetylcystein ist noch ein weiterer Aspekt zu berücksichtigen: In hoher Dosierung scheint es die Exazerbationshäufigkeit zu vermindern. Wenn es zu diesem Zweck eingesetzt wurde, muss die Therapie natürlich auch dann fortgeführt werden, wenn es den Schleim nicht löst.

> **!**
> Es gibt Menschen, die den Eindruck haben, dass ihr Schleim durch Medikamente eindeutig verflüssigt wird, während andere diesen Effekt nicht spüren.

Beide Medikamente gibt es auch als Inhalationslösung. Über die Wirksamkeit bei Inhalation gibt es keine größeren Studien. Nach meiner Erfahrung wirkt Ambroxol als Inhalationslösung bei vielen Menschen deutlich stärker als in Tabletten- oder Tropfenform. Um die Bronchien mit dem Medikament nicht zu reizen, wird es meistens zusammen mit einem ß-Sympathomimetikum inhaliert.

Acetylcystein wird selten als Inhalationsmedikament eingesetzt. Es wirkt in dieser Form zwar stärker schleimlösend als Ambroxol, riecht aber nach faulen Eiern, und es gibt wenig Erfahrungen über die Arzneisicherheit bei längerem Einsatz als zwei bis drei Wochen. Mit diesem Medikament sollten Sie beim Inhalieren also eher vorsichtig sein. Wenn es so eingesetzt wird, muss es mit einem bronchialerweiternden Inhalationsmedikament kombiniert werden, um eine Reizung der Bronchien zu verhindern.

Letzteres gilt auch für die Inhalation von 3- oder 6%iger Kochsalzlösung, eine Maßnahme, die sich bei Patienten mit sehr festem Schleim bewährt hat.

Von mancher Seite wird gelegentlich auch empfohlen, viel zu trinken, um dem Schleim zu verflüssigen. Doch so einleuchtend der Gedanke, dass getrunkene Flüssigkeit auch irgendwie in den Schleim gelangt und ihn sozusagen „verwässert", umso enttäuschender die Studienlage: Eine Erhöhung der Trinkmenge hat nachgewiesenermaßen keinen Einfluss auf die Konsistenz des Schleims.

Medikamente, die nicht sekretverflüssigend wirken, aber den Hustenreiz unterdrücken, sind bei der Behandlung der COPD kritisch zu sehen. Die meisten Betroffenen produzieren vermehrt Schleim. Und dieser Schleim darf natürlich nicht in den Bronchien liegen bleiben, weil er sie verengt und das Angehen von Infektionen begünstigt. Unterdrücken Sie den Hustenreiz, kann es passieren, dass sich damit das Krankheitsbild verschlimmert. Daher ist Zurückhaltung geboten! Nichtsdestotrotz gibt es manchmal Menschen, die unter quälendem Hustenreiz leiden und bei denen die vorübergehende Verordnung eines hustenstillenden Medikamentes die Beschwerden lindert. Besprechen Sie sich daher immer mit Ihrem Arzt, der Wirkung und Nebenwirkungen am besten abschätzen kann.

!

Besprechen Sie sich bei Hustenreiz immer mit Ihrem Arzt, der Wirkung und Nebenwirkungen am besten abschätzen kann.

Exazerbationen verhindern: Medikamente zur Vorbeugung

Lange Zeit war man der Auffassung, dass die zur Bronchialerweiterung eingesetzten Medikamente an der Exazerbationshäufigkeit bei COPD nichts ändern. Doch 2003 konnte eine Studie nachweisen, dass das langwirksame ß-Sympathomimetikum Salmeterol die Exazerbationshäufigkeit um 20 % senkte. In einer Folgestudie von 2007 zeigte sich eine Senkung der Exazerbationshäufigkeit um 26 % bei schwerer COPD und um 14 % bei sehr schwerer COPD.

Langwirksame ß-Sympathomimetika reduzieren also die Häufigkeit von Exazerbationen. Eindeutig nachgewiesen ist das für den Wirkstoff Salmeterol. Man darf davon ausgehen, dass dies auch für die anderen langwirksamen ß-Sympathomimetika gilt; hierzu gibt es jedoch weniger wissenschaftliche Untersuchungen.

2008 konnte eine Studie an Patienten mit schwerer COPD nachweisen, dass auch Anticholinergika die COPD-Exazerbationshäufigkeit vermindern. Untersucht wurde das Medikament Spiriva, das sie um 14 % senkte. Folgestudien zeigten sogar höhere Senkungsraten bis zu 25 %.

Inhalatives Kortison

In den 1990er-Jahren mehrten sich die Hinweise, dass unter einer Behandlung mit inhalativem Kortison bei schwerer COPD die Zahl der Exazerbationen abnimmt, und zwar um etwa 20 %. Diese Studienergebnisse verhalfen inhalativem Kortison zu einem festen Stellenwert bei der Behandlung der schweren COPD mit häufigen Exazerbationen. Allerdings sollte inhalatives Kortison zur Vorbeugung von Exazerbationen wirklich nur bei den Personen eingesetzt werden, bei denen ein positiver Effekt nachgewiesen ist, nämlich bei schwerer Lungenfunktionseinschränkung und mehr als einer Exazerbation im Jahr. Denn inhalatives Kortison erhöht das Risiko für Lungenentzündungen. Dies hat auch die Europäische Arznei-

> **!**
> Inhalatives Kortison zur Vorbeugung von Exazerbationen sollte nur bei schwerer Lungenfunktionseinschränkung und mehr als einer Exazerbation im Jahr eingesetzt werden.

mittel-Agentur (EMA) bestätigt, die in ihrem 2017 veröffentlichten Untersuchungsbericht jedoch ausdrücklich betont, dass der Nutzen von inhalativen Kortisonpräparaten dieses Risiko deutlich überwiegt, wenn sie bei COPD-Patienten verordnet werden, bei denen zusätzlich eine bronchiale Überempfindlichkeit vorliegt (Asthma-COPD-Overlap-Syndrom) oder bei schwerer COPD, um eine Abnahme der Exazerbationshäufigkeit zu erreichen.

N-Acetylcystein (ACC)

Schon in den 1980er-Jahren gab es Hinweise dafür, dass N-Acetylcystein (ACC), ein Medikament, das seit Jahrzehnten zum Schleimlösen eingesetzt wird, in höherer Dosierung auch antientzündliche Eigenschaften hat und COPD-Exazerbationen verhindern kann. Aber die wissenschaftlichen Untersuchungen waren widersprüchlich. Kaum war eine Studie veröffentlicht, die die Wirksamkeit von ACC zur Verhinderung von Exazerbationen zu belegen schien, wurde die nächste publiziert, die das wieder in Frage stellte.

Zum Schleimlösen wird ACC in einer Tagesdosis von 600 mg eingesetzt. Die letzte große Studie, die untersuchte, ob ACC Exazerbationen verhindern könne, setzte das Medikament in genau dieser Dosis ein und verfehlte ihr Ziel. Doch schon in der Vergangenheit gab es Hinweise darauf, dass die antientzündliche Wirkung erst bei höherer Dosierung eintritt. Da ACC ein gut verträgliches Medikament und nahezu nebenwirkungsfrei ist, führte eine chinesische Studiengruppe um Professor Jin-Ping Zheng von der Universität Guangzhou nochmals eine Studie durch, bei der ACC in doppelt so hoher Dosierung, also 2 × 600 mg pro Tag, eingesetzt wurde. Im Januar 2014 konnte diese Studie nachweisen, dass Patienten unter ACC deutlich seltener in Exazerbationen abrutschten. Die Exazerbationshäufigkeit verringerte sich pro Jahr um 22 %. Damit war die Wirksamkeit besser als die von inhalativem Kortison!

Azithromycin und Erythromycin

Auch Antibiotika, also Medikamente gegen bakterielle Infektionen, aus der sogenannten Gruppe der Makrolide können die Exazerbationshäufigkeit senken. Diese Antibiotika wirken nicht nur gegen Bakterien, sondern verändern auch Abläufe bei Immunreaktionen. Diese Fähigkeit scheint für ihre exazerbationsmindernde Wirkung bedeutsam zu sein. Nachgewiesen ist diese Wirkung für Erythromycin in einer Dosierung von 250 mg zweimal täglich und für Azithromycin in einer Dosierung von 250 mg einmal täglich, das besser vertragen wird als Erythromycin. 2014 veröffentlichte Meilan K. Han, Professorin an der Lungenabteilung der Universität Michigan, die Forschungsergebnisse ihrer Arbeitsgruppe zu Azithromycin. Dabei zeigte sich, dass eine Azithromycin-Dauertherapie die Exazerbationsrate um 24 % senkt – aber nur bei Nichtrauchern.

> !
>
> Azithromycin senkt die Exazerbationsrate bei Nichtrauchern um 24 %.

In ganz seltenen Fällen können die Makrolide problematische Herzrhythmusstörungen auslösen. Betroffen sind aber nur Menschen mit bestimmten EKG-Veränderungen (daher sollte vor der Einleitung der Behandlung ein EKG angefertigt werden), mit einem Kaliummangel im Blut, der gegebenenfalls ausgeglichen werden muss, oder Menschen, die bestimmte Medikamente gegen Herzrhythmusstörungen nehmen. Klassischerweise treten solche Herzrhythmusstörungen in den ersten fünf Behandlungstagen auf. Ehe man dieser Nebenwirkung auf die Spur kam, mussten dänische Forscher eine Million Behandlungsfälle analysieren; das zeigt an, wie selten diese Komplikation ist.

Roflumilast

Roflumilast ist eine Substanz, die vom Aufbau her mit Theophyllin verwandt ist. Auf dem Markt ist sie seit Ende 2011 unter dem Namen Daxas. Zwei große Studien konnten nachweisen, dass Roflumilast tatsächlich die Exazerbationshäufigkeit vermindert. Die Studien zeigten, dass Menschen, die mit einem langwirksamen ß-Sympathomimetikum behandelt werden, bereits dadurch eine Verminderung der Exazerbationshäufigkeit um 15 % gegenüber nichtbehandelten Personen hatten. Verordnete man zusätzlich Roflumilast, verringerte sich die Exazerbationshäufigkeit nochmals um 6 %, und die Zeit bis zum ersten Auftreten einer Exazerbationen verlängerte sich. Aufgrund dieser Daten ist Roflumilast bei schwerer COPD als Ergänzung zur Behandlung mit bronchialerweiternden Medikamenten zur Exazerbationsverhinderung zugelassen.

Obwohl mit Theophyllin verwandt, ist die bronchialerweiternde Wirkung von Roflumilast so gering, dass sie im Alltag keine große Rolle spielt. An Nebenwirkungen kann das Medikament Magen-Darm-Beschwerden verursachen. Über Übelkeit und Durchfall klagen 10–20 % der Patienten. Diese Nebenwirkungen treten normalerweise innerhalb des ersten Behandlungsmonats auf. 7,5 % der mit Roflumilast behandelten Personen klagen über Gewichtsverlust, durchschnittlich zwei bis drei Kilogramm innerhalb eines Jahres. Auch Schlafstörungen, Angstzustände und Depressionen können begünstigt werden.

Der geringe Therapie-Effekt hat dazu geführt, dass Roflumilast eher selten verordnet wird. Doch 2014 wurden die Ergebnisse einer Studie veröffentlicht, die das Medikament deutlich besser bewertete. Im Rahmen dieser Studie wurden 1935 Betroffene mit schwerer COPD und häufigen Exazerbationen über ein Jahr lang mit einem Anticholinergikum und einem ß-Sympathomimetikum behandelt. Etwa die Hälfte erhielt zusätzlich zu dieser Therapie Roflumilast. Hier zeigte Roflumilast eine deutliche bessere Wirksamkeit als in den Zulassungsstudien: Es verminderte die Rate an schweren Exazerbationen nochmals um 24,3 %.

Impfung gegen Pneumokokken und Grippe

Die Ständige Impfkommission (STIKO) des Robert-Koch-Instituts empfiehlt COPD-Patienten die jährliche Impfung gegen Grippe und eine einmalige Impfung gegen Pneumokokken, die häufigsten Lungenentzündungserreger. Beide Impfungen verhindern diese Infektionen oder lassen sie milder verlaufen und tragen damit indirekt dazu bei, infektbedingte Exazerbationen der COPD zu verhindern oder abzuschwächen.

Während die Grippeschutzimpfung direkt gegen Grippeviren schützt und eine Erfolgsrate von 70–90 % hat, liegen die Verhältnisse bei der Pneumokokken-Impfung etwas komplizierter.

Der natürliche Lebensraum der Pneumokokken sind unsere Nasen- und Rachenschleimhäute. Dort verursachen sie keine Krankheitssymptome. In der kalten Jahreszeit beherbergt nahezu jeder zweite Erwachsene Pneumokokken, bei Kleinkindern sind sie noch häufiger anzutreffen. Gefährlich werden die Erreger aber erst, wenn es ihnen gelingt, sich außerhalb des Nasenrachenraumes auszubreiten: Gelangen Pneumokokken in die Lunge oder in andere Organe, ist Gefahr im Verzug, denn Pneumokokken sind von einer Kapsel umgeben, die wie eine Tarnkappe wirkt. Die Fresszellen unseres Immunsystems, die Makrophagen und Granulozyten, bemerken die gefährlichen Eindringlinge daher nicht, und die Pneumokokken können – wenn sie nicht gegen Antibiotika anzukämpfen haben – ihren Feldzug gegen den Organismus beginnen, ohne auf nennenswerten Widerstand zu treffen.

> **!**
> In der ersten Phase einer Pneumokokken-Lungenentzündung können die „Fresszellen“ des Immunsystems die Bakterien nicht erkennen und abtöten.

Granulozyten und Makrophagen können die eingedrungenen Pneumokokken erst erkennen, wenn das Immunsystem Antikörper gegen die Pneumokokken-Kapsel bildet. Dadurch werden die Erreger sozusagen für die Fresszellen sichtbar, die sich jetzt endlich die Bakterien einverleiben und zerstören können. Doch in den fünf bis sieben Tagen, die die Antikörperproduktion braucht, können die Bakterien das Abwehrsystem überrennen und ihre verheerende Wirkung entfalten. Der Körper ist den Erregern schutzlos ausgeliefert, wenn nicht sofort mit Antibiotika behandelt wird.

Will man den Vorsprung der Pneumokokken gegenüber den Fresszellen des Immunsystems aufheben, müssen im Organismus schon Antikörper gegen Pneumokokken bereitstehen, die den Bakterien sofort ihre „Tarnkappe" entreißen. Genau dies ist der Wirkmechanismus der Pneumokokken-Impfung: Der Impfstoff enthält Kapselbestandteile von Pneumokokken. Nach der Impfung bildet das Immunsystem Antikörper, die sich beim Eindringen von Pneumokokken in Lunge oder andere Organe sofort an die Kapsel der Bakterien heften, sie enttarnen und es damit den Fresszellen ermöglichen zuzuschlagen.

Wenn es doch zu Exazerbationen kommt

!

Eine Exazerbation kann sich innerhalb weniger Stunden oder schleichend über ein paar Tage einstellen.

In den vorausgegangenen Kapiteln haben wir Exazerbationen als „plötzliche Verschlimmerung" charakterisiert. Es ist, als ob ein Schiff aus ruhiger See plötzlich in stürmisches Wetter gerät: Luftnot, Husten und Auswurf nehmen zu. Der Schleim lässt sich manchmal gar nicht mehr richtig abhusten. Nachts – wenn die Atemwege ohnehin etwas enger sind als tagsüber – ist die Luftnot bei vielen am stärksten. Und genau wie ein Unwetter kann sich die Exazerbation innerhalb weniger Stunden oder schleichend über ein paar Tage einstellen.

50 % der Exazerbationen werden durch bakterielle oder virale Atemwegsinfekte ausgelöst (das ist einer der Gründe, weshalb man bei COPD die regelmäßige Grippeschutzimpfung und die Impfung gegen Pneumokokken empfiehlt). Bei 20 % sind es reizende Stäube, Dämpfe, Gase oder aber Temperaturschwankungen, die zur mehrtägigen Verschlechterung der COPD führen. Bei einem Drittel der Betroffenen mit einer Exazerbation bleibt die Ursache unklar.

Exazerbationen sind nicht nur deswegen schlimm, weil sie zu zunehmender, manchmal schwerer Luftnot führen, eine gefährliche Situation heraufbeschwören können und oft Ursache für einen längeren Krankenhausaufenthalt sind. Exazerbationen können auch Schäden an den Bronchien hinterlassen, die das Krankheitsbild insgesamt verschlimmern. Je mehr Exazerbationen pro Jahr, desto höher das Risiko für eine dauerhafte Verschlechterung der ohnehin schon eingeschränkten Lungenfunktion. Und umso höher auch das Risiko, dass die Krankheit von Mal zu Mal bedrohlicher wird.

Auf die leichte Schulter nehmen kann man eine Exazerbationen nie: Die Atembeschwerden sind im Allgemeinen ausgeprägt. Und von alleine – ohne Intensivierung der Therapie – kommt sie auch nicht zur Ruhe. Aus diesem Grund ist es falsch, die Exazerbation „auszusitzen". Nehmen Sie daher umgehend mit Ihrem Arzt Kontakt auf, um die Therapie anzupassen! Und genau wie ein Unwetter auf hoher See können Exazerbationen auch die Form eines Tornados annehmen, sich also innerhalb kürzester Zeit zu einem lebensbedrohlichen Zustand aufschaukeln. Dann ist keine Zeit zu verlieren; man gehört in die Notfallaufnahme des nächsten Krankenhauses. Und dies sofort per Notarztwagen, selbst dann, wenn Ehepartner, Kinder oder Nachbarn dem Betroffenen anbieten, ihn ins Krankenhaus zu fahren. In solchen Situationen ist keine Zeit zu verlieren!

Maßnahmen bei plötzlicher Luftnot

Verschlimmern sich die Atembeschwerden, greift der Notfallplan. Vorgegangen wird nach einem festen Schema: Bei zunehmender Luftnot nimmt man zwei Hübe seines Notfallsprays und wartet fünf Minuten, ob eine deutliche Besserung eintritt. Falls nicht, nimmt man nochmals zwei Hübe des Notfallsprays. Wenn nach weiteren fünf Minuten immer noch keine Besserung eintritt, sollten Sie 50 mg Kortison als Tablette einnehmen und den Notarzt (Notrufnummer 112) informieren.

!

Je schneller eine intensivere Behandlung beginnt, umso kürzer der Krankenhausaufenthalt.

Je schneller eine intensivere Behandlung beginnt, umso kürzer der Krankenhausaufenthalt. Ist die Situation erst einmal aus dem Ruder gelaufen, bedarf es viel größerer Anstrengungen seitens der Ärzte und eines viel längeren Krankenhausaufenthaltes, um die Situation in den Griff zu bekommen! Es ist allemal besser, sich mit dem Notarztwagen ins Krankenhaus bringen zu lassen und nach einer Erstbehandlung gleich wieder entlassen zu werden, als dass man die fachliche Einschätzung durch ärztliche Spezialisten zu spät in Anspruch nimmt und dadurch eine gefährliche Situation für sich selbst heraufbeschwört.

Was bei zunehmender Luftnot zu tun ist

1. Notfallspray immer dabei haben
2. Ruhe bewahren
3. Atemerleichternde Körperstellung einnehmen, mit Lippenbremse atmen
4. Notfallspray inhalieren
5. Falls nach fünf Minuten keine Besserung eintritt: erneut inhalieren
6. Falls nach weiteren fünf Minuten keine Besserung eintritt: 50 mg Kortison einnehmen. Keine weiteren Inhalationen, da sie keine Wirkung mehr haben, sondern nur noch Nebenwirkungen!
7. Falls nach 20 Minuten keine Besserung eintritt: Notarzt rufen (Tel. 112)!
8. Falls Besserung eintritt: Trotzdem sofort zum Arzt gehen, damit die Therapie intensiviert werden kann.

Wichtig: Warten Sie niemals ab, wenn die Möglichkeiten eigener Behandlung erschöpft sind, sondern holen Sie Hilfe! Ihre Atembeschwerden können im Verlauf ohne professionelle Hilfe bedrohlich zunehmen. Die Hoffnung, die Luftnot allein und ohne fremde Hilfe in den Griff zu bekommen, erweist sich meistens als trügerisch.

Maßnahmen bei allmählicher Zunahme der Luftnot

Nehmen die Atembeschwerden langsam über Tage hinweg zu, ist Ihr Hausarzt der primäre Ansprechpartner. Allerdings sollten Sie nicht lange auf eine Besserung der Beschwerden hoffen, sondern sofort den Rat des Hausarztes einholen. Der muss nämlich entscheiden, ob man versuchen kann, die Exazerbation ambulant durch eine Intensivierung der Therapie in den Griff zu bekommen, oder ob doch eine Krankenhausbehandlung notwendig ist.

!

Warten Sie niemals ab, wenn die Möglichkeiten eigener Behandlung erschöpft sind, sondern holen Sie Hilfe!

Ist die Luftnot so ausgeprägt, dass Ihr Hausarzt eine ambulante Behandlung nicht verantworten kann, müssen Sie ins Krankenhaus eingewiesen werden. Hier stehen alle diagnostischen Möglichkeiten zur Verfügung, mit deren Hilfe man Ihre Gefährdung beurteilen und eine optimale Behandlung einleiten kann: Der Sauerstoffgehalt im Blut wird bestimmt; mithilfe einer Röntgenaufnahme der Lunge können eine Lungenentzündung oder andere Lungenerkrankungen als Auslöser der Luftnot ausgeschlossen werden. Ältere Menschen haben häufig noch weitere Begleiterkrankungen (zum Beispiel eine Herzschwäche), die ebenfalls zu den Atembeschwerden beitragen können oder bei der Behandlung mitberücksichtigt werden müssen. Diese schnelle und umfassende Einschätzung der Gesamtsituation ist ambulant in der Regel nicht möglich.

Im Krankenhaus mit seinen technischen Möglichkeiten können Sie auch ganz anders überwacht werden. Und sollte sich die Situation verschlimmern, steht Tag und Nacht Hilfe bereit. Medikamente, die mehrmals täglich oder als Dauerinfusion über den Blutweg verabreicht werden müssen, eine Sauerstofftherapie oder eine Unterstützung der Atemmuskulatur durch eine Maskenbeatmung gehören zu den Behandlungsmöglichkeiten, die nur ein Krankenhaus leisten kann.

!

Die Entscheidung, ob die Exazerbation zu Hause oder im Krankenhaus behandelt werden sollte, hängt von mehreren Faktoren ab.

Die Entscheidung, ob die Exazerbation zu Hause oder im Krankenhaus behandelt werden sollte, hängt von mehreren Faktoren ab. Eine wichtige Rolle bei der Entscheidung spielt der Schweregrad der COPD. Ist die Lungenfunktionen bereits schwergradig eingeschränkt, besteht immer das Risiko, dass eine weitere Verengung der Atemwege Gefahr bringt. In diesem Falle wird man sich immer für die Krankenhausbehandlung entscheiden, weil Sie hier ganz anders überwacht werden können als zu Hause und rund um die Uhr erfahrenes Pflegepersonal und erfahrene Ärzte innerhalb von Minuten helfend eingreifen können. Die Entscheidung zur Krankenhauseinweisung würde der Hausarzt auch bei mittelschwerer COPD treffen, wenn die ambulanten Therapiemöglichkeiten ausgeschöpft sind oder wenn die ambulante Behandlung riskant ist, zum Beispiel weil die Person schon älter ist, gefährliche Begleiterkrankungen hat, alleinstehend ist und niemand nach ihr sehen kann oder weil die verengten Bronchien bereits einen Sauerstoffmangel verursacht haben.

Intensivierung der Therapie

Bei einer Exazerbation – egal ob sie zu Hause oder in der Klinik behandelt werden muss – ist immer eine Therapie-Intensivierung notwendig. Während Kortison in Tablettenform oder als Injektion bei COPD in der Dauertherapie meist nicht angezeigt ist, hat es bei der Behandlung von Exazerbationen seinen festen Platz und hilft, die zunehmenden Beschwerden rasch zu bessern. Abgesehen von ganz leichten Verschlimmerungen, die bereits durch eine Intensivierung der Inhalationsbehandlung beherrscht werden können, muss man in der Regel eine Behandlung mit Kortisontabletten oder -spritzen durchführen, um die Symptomatik in den Griff zu bekommen.

Eine Exazerbation ist immer gefährlich. Deswegen sollte man mit der Entscheidung, Kortison zu geben, auch nicht zu lange hadern und zaudern. In richtiger Dosierung und zeitlich begrenzt eingesetzt, braucht man sich vor Kortisonschäden nicht zu fürchten.

Ist der Sauerstoffgehalt im Blut vermindert, wird die Atemluft mit Sauerstoff angereichert.

Antibiotika

Da häufig Infektionen Ursache einer COPD-Exazerbation sind, wird Ihr Arzt auch prüfen, ob eine Antibiotikatherapie notwendig ist. Nimmt die Auswurfmenge im Rahmen einer Exazerbation zu oder verfärbt sich der Auswurf und wird eitrig, muss eine Antibiotikatherapie gegen die Keime eingeleitet werden, die die Exazerbation verursacht haben.

Die Entscheidung zur Behandlung mit Antibiotika ist nicht immer ganz einfach. Um nicht zu häufig mit Antibiotika zu behandeln, wird Ihr Arzt genau hinterfragen, ob eine bakterielle Infektion Auslöser der Exazerbation ist. Dabei kann er auch spezielle Entzündungswerte als Entscheidungshilfe zurate ziehen wie das sogenannte Procalcitonin, dessen Konzentration im Blut bei bakteriellen Entzündungen ansteigt. Aber Vorsicht: Es gibt auch Exazerbationen durch bakterielle Infekte, die nicht mit einer Procalcitonin-Erhöhung einhergehen, genauso wie es bakteriell bedingte Exazerbationen gibt, die in der Anfangsphase nicht zu einer Gelbverfärbung des Auswurfs führen. Deswegen ist man mit dem Einsatz von Antibiotika bei gefährlichen Exazerbationen großzügiger, um den Betroffenen nicht durch zu späte Behandlung in Gefahr zu bringen.

> !
>
> Mit dem Einsatz von Antibiotika bei gefährlichen Exazerbationen ist man großzügiger, um den Betroffenen nicht durch zu späte Behandlung in Gefahr zu bringen.

Die Auswahl der Antibiotika richtet sich normalerweise nach dem Schweregrad Ihrer COPD, denn man weiß durch umfangreiche Untersuchungen ziemlich genau, welche Bakterien Exazerbationen verursachen. Und dieses Keimspektrum sieht bei leichter COPD anders aus als bei schwerer. Der Arzt muss bei der Auswahl des Antibiotikums darauf achten, dass alle in Betracht kommenden Erreger durch das Antibiotikum getroffen werden.

Bei den meisten Antibiotika ist eine Behandlungsdauer von sieben Tagen ausreichend. Bei Moxifloxazin und Levofloxazin reichen fünf Tage, bei Azithromycin, das sich im Fettgewebe anreichert, ist eine dreitägige Therapie genauso wirksam. Einige Erreger benötigen eine längere Therapiedauer. Wenn Ihr Arzt den Verdacht hat, dass solche Erreger beteiligt sein könnten, wird Ihre Behandlungsdauer entsprechend angepasst.

Nicht-medikamentöse Therapie

Neben der medikamentösen Behandlung der COPD gibt es auch Therapie-Verfahren, die keine Medikamente beinhalten. Die wichtigsten lernen Sie im Folgenden kennen.

Die Sauerstofflangzeittherapie

Schon in den 1970er-Jahren konnte man nachweisen, dass eine regelmäßige Sauerstofftherapie bei Menschen, bei denen der Sauerstoffgehalt im Blut hochgradig vermindert ist, das Herz schützt und die Lebenserwartung verlängert. Daher wird eine Sauerstofflangzeittherapie durchgeführt, sobald der Sauerstoff im Blut dauerhaft kritisch erniedrigt ist. Dafür gibt es klare Grenzwerte: Liegt der im Blut des Ohrläppchens gemessene Sauerstoffpartialdruck bei optimaler COPD-Therapie dauerhaft unter 55 mmHg, ist eine Sauerstofflangzeittherapie angezeigt. Liegt er zwischen 56 und 60 mmHg, ist eine Sauerstofflangzeittherapie angezeigt, wenn zusätzlich eine Belastung des rechten Herzens besteht oder das Blut durch den Sauerstoffmangel eingedickt ist.

Die Sauerstofftherapie muss ganz regelmäßig durchgeführt werden: Untersuchungen zeigten, dass das Herz nur dann geschützt ist, wenn der Sauerstoff über mindestens 16 Stunden am Tag zugeführt wird. Auf den ersten Blick scheint das eine lange Zeit zu sein. Wenn man aber bedenkt, dass mit der Nacht schon acht Stunden abgedeckt sind, so wird klar, dass man tagsüber durchaus stundenweise ohne Sauerstoff sein darf. Allerdings gilt die Regel: Je länger am Sauerstoff, desto besser.

> !
>
> Es gilt die Regel: Je länger am Sauerstoff, desto besser.

Viele Betroffene empfinden eine spürbare Linderung ihrer Luftnot, wenn Sauerstoff gegeben wird. Bei anderen wirkt sich die

Sauerstoffgabe jedoch nicht auf Atembeschwerden und Allgemeinbefinden aus. Trotzdem gilt auch hier: Die Sauerstoffgabe ist notwendig, um das Herz zu schützen, und muss regelmäßig über mindestens 16 Stunden am Tag durchgeführt werden.

Welche Sauerstoffgeräte gibt es?

Nach Prüfung aller Kriterien entscheidet normalerweise der verordnende Arzt gemeinsam mit Ihnen, welches das beste Verfahren ist. Hier finden Sie die wichtigsten Geräte im Überblick.

- Normalerweise wird die Sauerstofflangzeittherapie mit einem Sauerstoffkonzentrator durchgeführt. Sauerstoffkonzentratoren reichern den Sauerstoff aus der Raumluft an und müssen am Stromnetz betrieben werden. Sie sind etwas sperrig und erzeugen einen Geräuschpegel. Eine Sauerstofftherapie ist generell teuer; Sauerstoffkonzentratoren sind jedoch die preiswerteste Möglichkeit.
- Wenn Sie mobil sein möchten und dabei auf Sauerstoff angewiesen sind, ist ein mobiler Sauerstoffkonzentrator mit Akku ideal, der auch im Auto am Bordnetz betrieben werden kann und – nach Anmeldung – im Flugzeug mitgenommen werden darf. Die Leistungsfähigkeit dieser Konzentratoren ist jedoch deutlich geringer als die eines Standgerätes.
- Eine andere Möglichkeit ist die Gabe von Flüssigsauerstoff, der in einem Tank z. B. alle zwei Wochen ins Haus geliefert wird. Die Behandlung mit Flüssigsauerstoff ist sehr viel teurer als mit einem Sauerstoffkonzentrator. Ein Flüssigsauerstoffsystem kann höhere Sauerstoffkonzentrationen liefern als ein Konzentrator, so dass man, wenn die Sauerstoffgabe über einen Konzentrator nicht ausreicht, auf ein Flüssigsauerstoffsystem angewiesen ist. Außerdem kann an dem großen Sauerstofftank ein kleiner „Baby-Tank“ befüllt werden, den Sie bequem beim Spazieren oder Einkaufen mit sich führen können.

Tipps und Tricks bei der Sauerstofftherapie

Im täglichen Umgang mit Ihrem Gerät gibt es Folgendes zu beachten:

- Da Konzentratoren einen Geräuschpegel erzeugen, stellt man sie am besten auf eine Dämmplatte, die Sie im Baumarkt (beispielsweise für Waschmaschinen) erwerben können. Außerdem ist es ratsam (nicht nur wegen des Geräuschpegels), das Gerät zentral in der Mitte der Wohnung zu stationieren, da Sie dann mit einem nicht allzu langen Schlauch alle Zimmer erreichen.
- Sauerstoff ist brennbar! Daher darf auf gar keinen Fall während der Sauerstofftherapie geraucht werden. Aber auch brennende Kerzen, offene Kamine oder Ofenfeuer, Feuerzeuge oder Streichhölzer sollten Sie aus Ihrer Umgebung verbannen. Ganz gefährlich ist es, Kerzen oder Feuerzeuge auszublasen, wenn Sauerstoff geatmet wird! Es kann zu Stichflammen kommen.

Die Wartung des Gerätes geschieht durch die Lieferfirma. Normalerweise setzt sich die Firma rechtzeitig mit Ihnen in Verbindung. Auf dem Gerät sind Anschrift und Telefonnummer der Lieferfirma vermerkt. Darüber hinaus gibt es jedoch eine Reihe von Dingen, die Sie selbst im Auge behalten müssen:

- Der Sauerstoff sollte angefeuchtet sein, damit die Nasenschleimhäute nicht austrocknen. Daher sollten Sie das Wasser im Wasserbehälter des Konzentrators täglich wechseln: Das alte Wasser wird weggeschüttet, der Behälter gründlich ausgespült und abgetrocknet. Anschließend füllen Sie frisch abgekochtes Wasser bis zur 100-ml-Markierung nach.
- Wenn sich Kondenswasser in den Schläuchen sammelt, müssen die Schläuche mit Sauerstoff vom Gerät ausgeblasen werden. In den Kondenswassertropfen können sich sonst Bakterien anreichern.

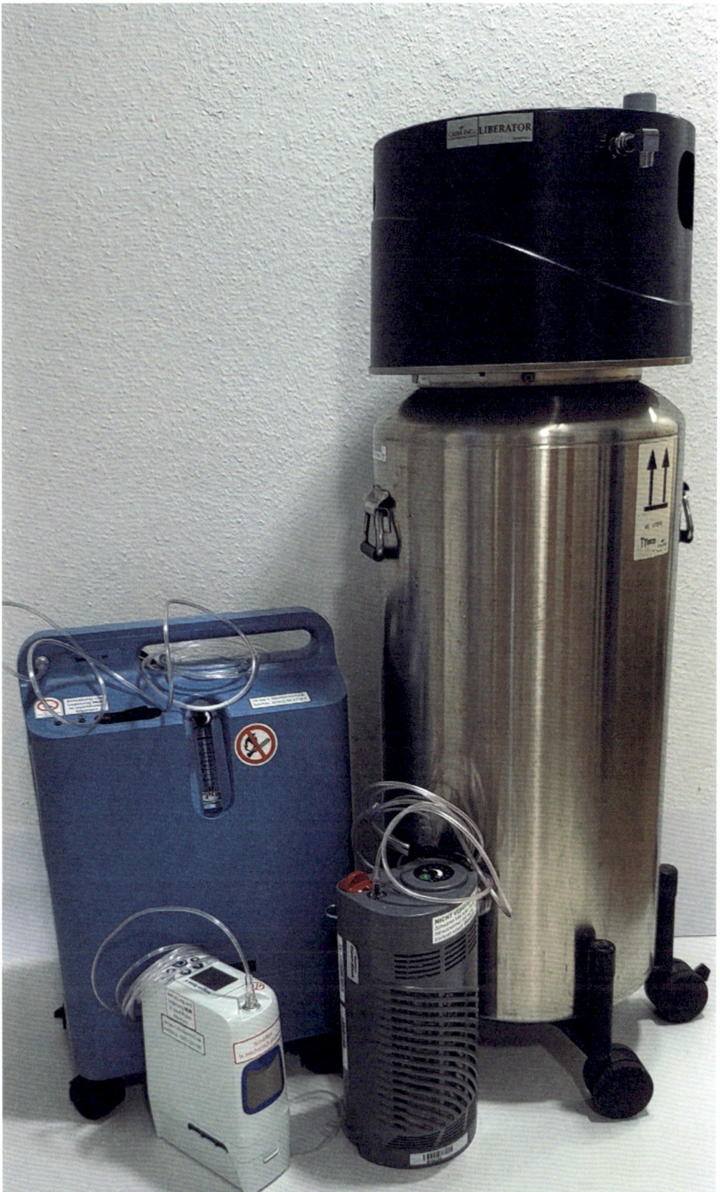

Heimkonzentrator mit Akku-Konzentrator und Flüssigsauerstoffsystem mit „Babytank“: Normalerweise wird die Sauerstofflangzeittherapie mit einem Heim-Sauerstoffkonzentrator durchgeführt. Ein tragbarer Akku-Konzentrator dient dann der Versorgung außerhalb der Wohnung. Ein Flüssigsauerstofftank kann allerdings höhere Sauerstoffkonzentrationen liefern; an ihm kann ein kleiner Tank befüllt werden, der gut beim Spazieren oder Einkaufen mitgeführt werden kann.

- Jede Woche muss der Staubfilter auf der Rückseite des Geräts herausgenommen und unter handwarmem, laufendem Wasser (ohne Zusätze) gereinigt werden. Danach trocknen lassen und wieder einsetzen.
- Alle vier Wochen müssen die Schläuche (Nasenbrille, Verlängerungsschlauch und Verbindungsstück) ausgetauscht und durch neue ersetzt werden.
- Alle vier Wochen muss der Wasserbehälter auseinandergeschraubt und fünf Minuten lang in kochendem Wasser eingelegt werden. Achtung: Gebrauchsanleitung beachten! Bei einigen Sauerstoffkonzentratoren darf der Wasserbehälter nämlich nicht ausgekocht werden.
- Bei der Urlaubsplanung sollten Sie sich rechtzeitig erkundigen, wie Sie am Urlaubsort mit Sauerstoff versorgt werden können. Auskünfte erhält man beim Reisebüro.
- Die „Gefahrgutverordnung Straße" erlaubt, im Auto Sauerstoffbehälter für den privaten Gebrauch mitzuführen und während der Fahrt zu benutzen. Die Höchstmenge Sauerstoff, die mitgeführt werden darf, beträgt 60 Liter. Bei Flugreisen müssen Sie vorab mit der Fluggesellschaft klären, ob und wie eine Sauerstoffversorgung an Bord möglich ist. Zu Flugreisen siehe grundsätzlich jedoch Seite 129.

Die Maskenbeatmung

Wenn Sie eine COPD haben, müssen Sie häufig viel mehr Kraft zum Atmen aufwenden als ein gesunder Mensch. Normalerweise kennen die Atemmuskeln keine Erschöpfung. Wird die Atemmuskulatur jedoch über die Maßen beansprucht, kann es – wie bei der übrigen Körpermuskulatur beispielsweise beim Sport – zur Erschöpfung kommen. Wenn dies passiert, reichert sich die Kohlensäure, die im Körper als Abfallprodukt anfällt und über die Lungen abgeatmet wird, im Blut an. Das hat fatale Folgen: Kohlensäure wirkt wie ein Narkosemittel und macht immer schläfriger, wenn

> !
>
> Wird die Atemmuskulatur über die Maßen beansprucht, kann es zur Erschöpfung kommen.

die Konzentration im Blut ansteigt. Die Schläfrigkeit führt zu einer weiteren Schwächung der Atemmuskulatur, so dass die Kohlensäurekonzentration noch weiter ansteigt, was die Atemmuskulatur weiter ermüdet: ein Teufelskreis! Die Situation schaukelt sich immer bedrohlicher auf, und am Ende kann man gar nicht mehr atmen.

In dieser Situation muss die Atemmuskulatur durch eine nicht-invasive Beatmung über eine Nasen- oder Nasen-Mund-Maske entlastet werden. Entwickelt wurde diese Behandlungsmethode in den 1980er-Jahren. Nicht-invasiv heißt: Die Beatmung dient als Atemhilfe. Eine Narkose oder ein Luftröhrenschlauch wie in der Intensivmedizin sind nicht notwendig.

Inzwischen konnte man nachweisen, dass sich durch die nicht-invasive Beatmung das Befinden bessert und Verschlimmerungen der Erkrankung aufgehalten werden können. Es bedarf jedoch großer Erfahrung, die Beatmung so anzupassen, dass sie gut vertragen und als wohltuend empfunden wird. Es gibt daher spezialisierte Lungenabteilungen, in denen ein eigens geschultes Behandlungsteam aus Schwestern, Pflegern, Atemtherapeuten und Ärzten sich auf die nicht-invasive Beatmung spezialisiert hat.

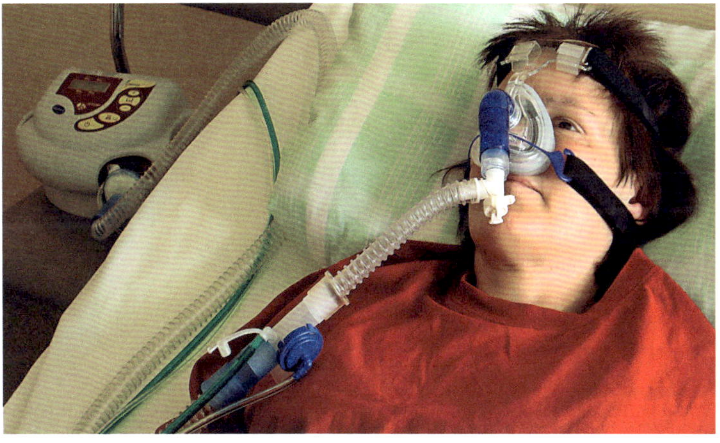

Nicht-invasive Maskenbeatmung: Durch die nicht-invasive Beatmung kann sich das Befinden bessern und Verschlimmerungen der Erkrankung können aufgehalten werden.

Die Einstellung auf eine nicht-invasive Beatmung vollzieht sich in drei Schritten:

- Zuerst müssen die Therapeuten herausfinden, mit welchem Atemmuster Sie atmen, und die Beatmungsmaschine so einstellen, dass sie dieses Muster genau nachahmt.
- In einem zweiten Schritt muss dann die Menge Luft pro Atemzug so erhöht werden, dass sich die Kohlensäurekonzentration im Blut normalisiert. In diesen beiden Phasen stellt man meistens das Gerät so ein, dass Sie selbst über die Anzahl Ihrer Atemzüge entscheiden können.
- In einer dritten Phase wird das Gerät so umgestellt, dass Ihr Atemzyklus exakt nachgeahmt wird. Sie brauchen dann die Atemzüge gar nicht mehr selbst auszulösen, was noch einmal Kraft spart. Dadurch kann sich die Atemmuskulatur, die nun gar keine Anstrengungen mehr unternehmen muss, unter der Beatmung optimal erholen, so dass die Atemmuskulatur anschließend für das Atmen ohne Beatmungsgerät mehr Kraft hat.

Die Lungenvolumenreduktion

COPD heißt: verengte Bronchien, geschädigte Lungenbläschen und im fortgeschrittenen Stadium Sauerstoffmangel. Könnte man da nicht mehr tun, als die Bronchien medikamentös zu erweitern und die Atemluft mit Sauerstoff anzureichern, wenn der Sauerstoffgehalt des Blutes einen kritischen Wert unterschreitet? Könnte man nicht das Atmen als solches unterstützen?

!

Im Prinzip ist unser Brustkorb nichts anderes als ein Blasebalg.

Im Prinzip ist unser Brustkorb nichts anderes als ein Blasebalg. Die Luft wird bei der Einatmung in den Brustkorb hineingesogen. Der Sog wird dadurch aufgebaut, dass die Rippen angehoben werden und das Zwerchfell abgesenkt wird, so dass sich der Raum im Brustkorb vergrößert. Zum Ausatmen drückt man ihn dann wieder zusammen. „Im Atemholen sind zweierlei Gnaden: die Luft einziehen, sich ihrer entladen", so hat es Goethe in feierliches Versmaß gegossen. Doch bei COPD ist das Atmen keine Gnade, sondern äußerste Anstrengung, denn hier funktioniert der Brustkorb als Blasebalg nicht mehr richtig, denn bei einer schweren COPD liegt immer auch eine Lungenüberblähung vor. Dadurch wird das Zwerchfell, das normalerweise nach oben gewölbt ist, nach unten zum Bauchraum durchgedrückt. Das ist eigentlich die Position, in die es erst beim Einatmen kommen soll, denn beim Einatmen verkürzen sich die Muskelfasern des Zwerchfells, und es tritt tiefer. Bei schwerer Lungenüberblähung kann es das aber manchmal gar nicht mehr, weil es schon tief steht.

So kam man auf die Idee, dass es doch nützen müsse, wenn man die normale Zwerchfellbeweglichkeit wieder herstellt, indem man operativ einfach überblähtes, zerstörtes Lungengewebe entfernt, das ohnehin kaum noch an der Atmung teilnimmt. Dann wird die operierte Lunge kleiner, das Zwerchfell kann wieder höher treten und beim Ein- und Ausatmen wieder Atembewegungen ausführen, was zuvor nicht mehr möglich war. Die Idee der operativen Lungenvolumenreduktion war geboren.

Die ersten Ergebnisse schienen sensationell. Die operierten Personen konnten besser atmen, waren belastbarer und hatten an Lebensqualität gewonnen. Doch die Ernüchterung ließ nicht lange auf sich warten. Die Operation war nicht ungefährlich und kostspielig, und schließlich erbrachte eine Studie den Nachweis, dass nur ganz wenige Personen tatsächlich von diesem großen Eingriff profitierten. Für die meisten ließ sich kein dauerhafter Erfolg erreichen.

Nach dieser großen Ernüchterung überlegte man, ob man eine bessere Zwerchfellbeweglichkeit anders als durch eine Operation erreichen könnte. Man wusste inzwischen, dass nur diejenigen von einer Operation profitieren, bei denen die oberen Bereiche der Lungen überbläht sind und entfernt werden. Wenn man die Lungenoberlappen einfach statt durch eine Operation durch Ventile in den zuführenden Bronchien ausschaltete, die die Luft aus den überblähten Partien zwar abströmen, aber nicht wieder einströmen lassen, würden sie wie ein entleerter Sack zusammenfallen und für mehr Platz im Brustkorb sorgen. Die Zwerchfelle würden sich wieder nach oben durchwölben und bei Einatmung nach unten treten können, so dass ein Sog in die Bronchien hinein entsteht und die Luft wieder besser in die Lunge einströmt.

Lungenvolumenreduktion durch Ventil-Implantation

Also wurden Ventile entwickelt, die mit dem Bronchienspiegelgerät, dem sogenannten Bronchoskop, in die Bronchien eingebaut werden können. Und wirklich zeigte sich, dass dadurch in etlichen Fällen eine bessere Zwerchfellbeweglichkeit erreicht werden konnte. Aber es waren bei Weitem auch jetzt nicht alle Patienten, die profitierten. Dennoch wurde das Verfahren als derart vielversprechend propagiert, dass viele Betroffene nach euphorischen Berichten in Fernsehen und Presse ihre ganze Hoffnung auf dieses Verfahren setzten.

> **!**
> Auch eine Ventil-Implantation hat ihre Risiken!

Doch so harmlos, dass man einfach jedem mit einer schweren Lungenüberblähung Ventile einsetzen könnte, ist der Eingriff nicht. Komplikationen durch die Ventile können schnell zu einer Bedrohung werden. Eine häufige Komplikation ist beispielsweise, dass die Lungenoberfläche einreißt, weil sie der neu entstandenen Spannung durch die Schrumpfung des stillgelegten Lappens nicht standhält. Es entsteht ein sogenannter Pneumothorax, der für jemanden, der ohnehin schon keine Reserven hat, bedrohlich werden kann.

Nicht selten sind auch Infektionen hinter den Ventilen, weil die Reinigungsfunktion des Bronchialsystems sich verschlechtert. Außerdem entdeckte man, dass es bei vielen Betroffenen mikroskopisch kleine Verbindungen zwischen Oberlappen und Unterlappen gibt, die die Luft, wenn sie über Ventile aus dem einen Lappen abströmt, aus dem anderen nachströmen lassen. Das Resultat: Der durch Ventile stillgelegte Lungenlappen schrumpft gar nicht, und der Eingriff erreicht nicht sein Ziel.

Inzwischen gibt es Verfahren, mit denen man vorhersagen kann, ob eine solche Nachbelüftung aus dem Unterlappen eintreten wird. Wenn man nur solche Personen für die Ventilbehandlung auswählt, bei denen das nicht eintreten wird, hat man gute Aussichten, deren Beschwerden zu lindern. Diesen Menschen kann man durch das Ventilverfahren zu einer Besserung der Zwerchfellbeweglichkeit verhelfen. Studien mit dieser Methode belegen die Wirksamkeit dieses Verfahrens. An den Gefahren des Eingriffs hat sich jedoch nichts geändert. Man sollte ihn daher nur Kliniken durchführen lassen, die sich auf diesen Eingriff spezialisiert haben, große Fallzahlen vorweisen können und an wissenschaftlichen Studien zur Ventil-Implantation teilnehmen.

Wenn das Einsetzen von Ventilen nicht möglich ist, weil zwischen Ober- und Unterlappen der Lunge Verbindungen bestehen, kann man eine andere Technik zur Lungenvolumenreduktion anwenden: Mithilfe von zarten Metalldrähten, sogenannten Coils, die in die Bronchien hineingeschoben werden und sich dort zusammenziehen und aufdrehen, wird das Lungengewebe um diese Drähte herum spiralförmig zusammengedreht. Die Komplikationen dieser Methode sind jedoch ähnlich wie bei der Ventil-Implantation.

Die Lungentransplantation

Auch die Lungentransplantation ist ein Verfahren, das bei schwerstgradiger COPD geprüft werden kann. Die Vorentscheidung wird im Allgemeinen vom behandelnden Lungenarzt getroffen, der den Betroffenen in einem Transplantationszentrum vorstellt. Dort wird entschieden, ob diese Form der Therapie im individuellen Fall hilfreich ist.

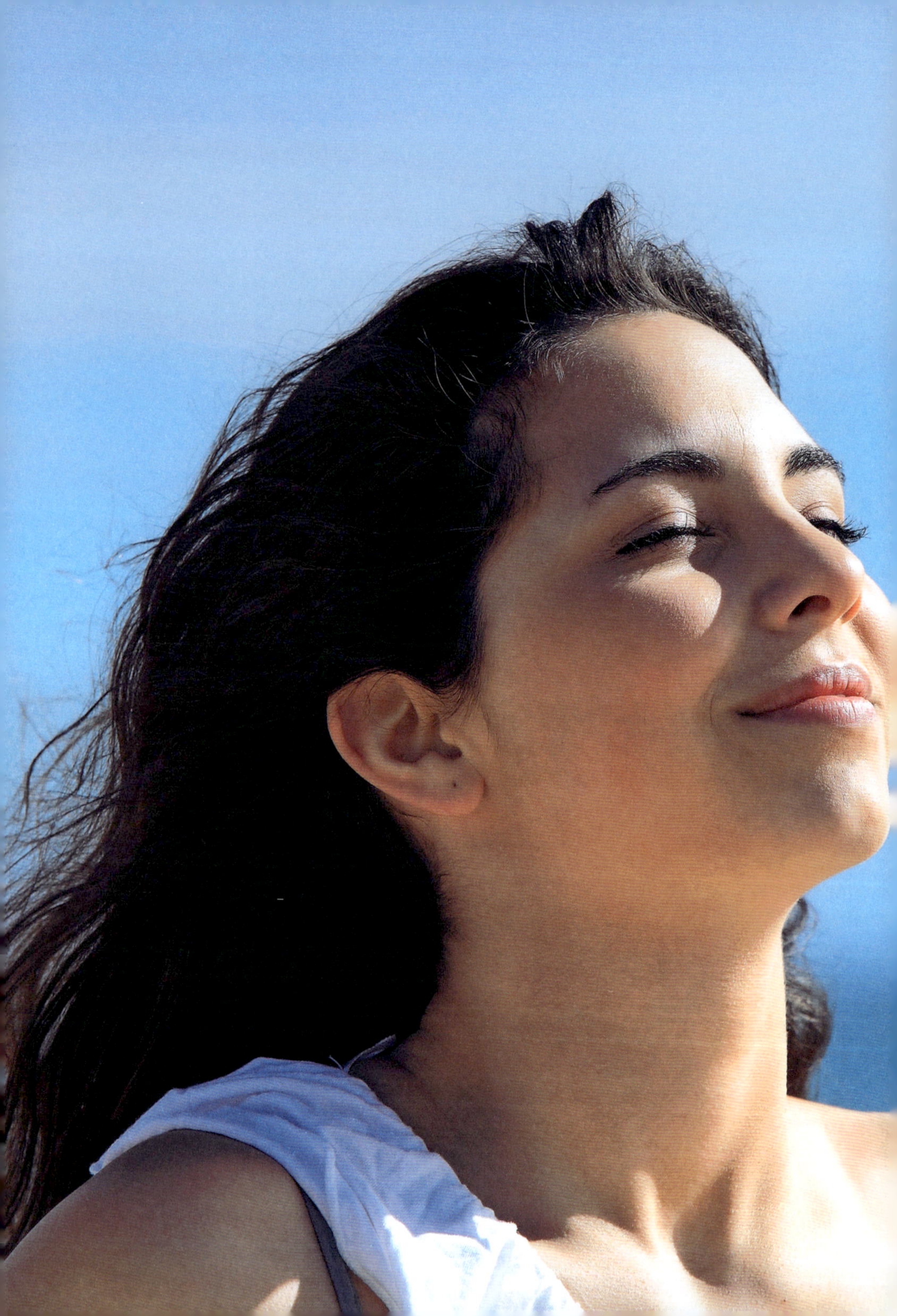

COPD: WAS SIE SELBST TUN KÖNNEN

Neben der Therapie, die Ihr Arzt auf Ihre individuellen persönlichen Bedürfnisse abstimmt, gibt es eine Reihe von Maßnahmen, die Sie selbst vornehmen können, um Ihre Beschwerden zu lindern. Hier erfahren Sie unter anderem, welche Atemtechniken bei COPD Hilfe bieten, und erhalten Tipps, wie Sie das Rauchen leichter aufgeben. Hinweise für Beruf und Urlaub runden das Kapitel ab.

Atemtechniken

„Im Grunde glaubt zwar jedermann
dies, dass er richtig atmen kann.
Jedoch, das geht nicht so bequem:
Gleich bringt ein Mensch uns ein System."

Diese spöttischen Verse Eugen Roths gelten dem missionarischen Eifer, mit dem mancherorts Atemwegskranke mit komplizierten Atemtechniken traktiert werden, die ihre Luftnot lindern sollen. Atemtechniken und atemerleichternde Körperhaltungen haben unbestritten ihre Bedeutung bei der Behandlung zunehmender Luftnot, man muss aber wissen, dass sich verengte Bronchien nicht durch bestimmte Atemtechniken oder krankengymnastische Übungen weiten lassen.

Statt Zwerchfellatmung, Brustkorbatmung oder komplizierte Atmungsformen zu trainieren, sollten Sie einige wenige Atemtechniken einüben, die helfen können, einen Luftnotanfall besser durchzustehen.

!

Mit leicht zu erlernenden Atemtechniken können Sie einen Luftnotanfall besser durchstehen.

Fünf Ziele können Sie durch Atemtechniken unterstützen:

- Minderung der Angst
- Unterstützung der Atemmuskulatur durch atemerleichternde Körperhaltungen
- Optimierung der Ausatemphase durch die dosierte Lippenbremse
- Dämpfung von trockenem Husten
- Erleichterung und Verbesserung des Abhustens

Sehen wir uns diese fünf Ziele einmal genauer an.

Minderung der Angst

Angst beschleunigt die Atmung. Schnellere Atmung aber führt zu einer Zunahme der Bronchialverengung und der Luftnot. Und zunehmende Luftnot verstärkt die Angstgefühle: Es entsteht ein Teufelskreis.

Panik im Luftnotanfall muss nicht sein. Wer sich mit seiner Krankheit befasst hat, sie kennt und weiß, welche Maßnahmen beim Luftnotanfall zu ergreifen sind, hat den ersten Schritt zur Angstbewältigung bereits getan. Wenn Sie wissen, wie Sie ruhig und diszipliniert atmen, die Lippenbremse beim Ausatmen richtig einsetzen und eine Körperhaltung einnehmen, die den Schultergürtel fixiert (siehe weiter unten), tragen Sie Ihren Teil dazu bei, dass Sie sich gegen die Krankheit gewappnet fühlen. Wollen Sie zusätzlich etwas tun, können Sie Entspannungstechniken wie die progressive Muskelentspannung nach Jacobson oder autogenes Training erlernen. Sie unterstützen und befähigen Sie, während eines Anfalls ruhig zu bleiben und die Wirkung der Medikamente abzuwarten. Insbesondere die progressive Muskelentspannung ist sehr leicht selbst zu erlernen. Einfache Anleitungen mit Audio-CD sind im Buchhandel erhältlich.

Atemerleichternde Körperhaltungen

Die Hauptarbeit bei der Atmung leistet das Zwerchfell. Im Luftnotanfall muss jedoch die Atemarbeit auf die gesamte Atemmuskulatur verteilt werden, um eine frühzeitige Erschöpfung zu verhindern. Da die Muskulatur, die den Brustkorb hebt, am Schultergürtel ansetzt, kann die Atemmuskulatur besser arbeiten, wenn der Schultergürtel fixiert wird. Dazu bieten sich verschiedene Techniken an, die alle gemeinsam haben, dass die Arme abgestützt werden.

Bewährt hat sich der Kutschersitz, bei dem die Unterarme auf den Oberschenkeln ruhen. Genauso gut können die Unterarme auf einer Tischplatte abgestützt werden. Darüber hinaus sind zahl-

> !
>
> Bewährt hat sich der Kutschersitz, bei dem die Unterarme auf den Oberschenkeln ruhen.

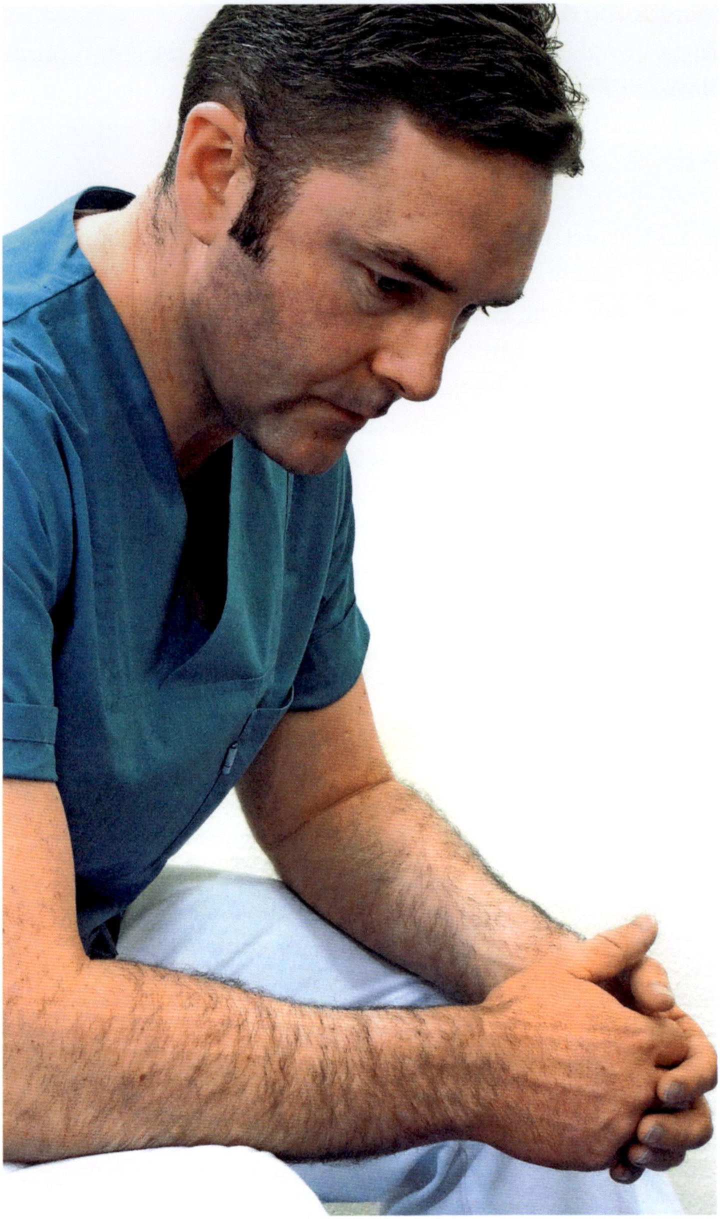

Atemerleichternder Kutschersitz: Die Atemmuskulatur kann besser arbeiten, wenn die Arme abgestützt werden.

reiche Körperhaltungen denkbar, weil letztlich nur entscheidend ist, dass Sie eine Körperhaltung für sich finden, bei der Sie bequem die Arme abstützen können.

Die dosierte Lippenbremse

Normalerweise wird die Luft aus der Lunge hinausgedrückt, indem sich der Brustkorb in der Ausatemphase verkleinert. Dadurch werden die Bronchien geringgradig komprimiert. Bei COPD sind die Bronchien jedoch bereits verengt, und die Verkleinerung des Brustkorbs in der Ausatemphase erhöht den Druck auf die Bronchien. Die Atemwege werden noch enger, so dass die Ausatmung zusätzlich behindert wird. Diese zusätzliche Behinderung der Ausatmung kann man mit der dosierten Lippenbremse beheben: Sie atmen langsam durch die gespitzten Lippen aus. Dadurch erhöht sich der Druck in den Bronchien und wirkt einer Kompression oder gar einem Kollaps der kleinen Bronchien entgegen.

Dämpfung von trockenem Husten

Hustenreiz können Sie durch die folgende Technik unterdrücken:

- einatmen
- Luft anhalten
- oberflächlich weiteratmen

Ist der Hustenreiz zu stark, versuchen Sie, gegen die geschlossenen Lippen anzuhusten. Diese Technik wenden Sie so lange an, bis sich der Hustenreiz gelegt hat oder Schleim abgehustet werden kann.

Erleichterung und Verbesserung des Abhustens

Husten kann Atemnot verursachen. Daher ist es verkehrt zu versuchen, den Schleim mit gewaltigen Hustenstößen aus den Bronchien zu befördern. Dasselbe Ergebnis lässt sich besser durch dosiertes Räuspern erreichen.

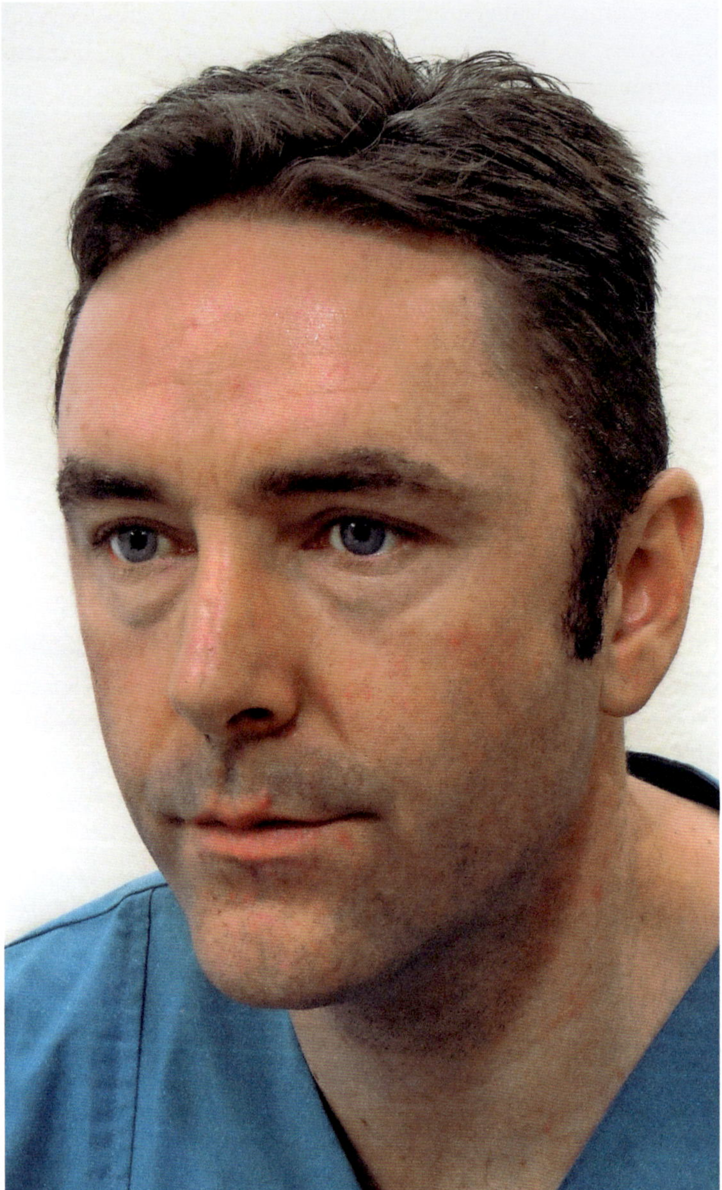

Die dosierte Lippenbremse: Mit dieser Atemtechnik erhöht sich der Druck in den Bronchien und wirkt einer Kompression der kleinen Bronchien entgegen.

Zäher Schleim lässt sich meist mit schleimlösenden Medikamenten verflüssigen (siehe Seite 85). Ist zäher Schleim ein Dauerproblem, können Sie sich ein spezielles Physiotherapiegerät zum Schleimlösen verordnen lassen. Diese Geräte sind beispielsweise unter den Namen „RC-Cornet“, „VRP1-Flutter“ und „GeloMuc“ im Handel. Beim „VRP1-Flutter“ und „GeloMuc“ ist in einem pfeifenähnlichen Kunststoffteil eine Metallkugel gelagert, die den Luftstrom beim Atmen zerhackt und in Schwingungen versetzt. Die vibrierende Luft in den Bronchien lockert den Schleim wie eine innere Klopfmassage. Die „Klopffrequenz“ können Sie durch die Neigung beeinflussen, mit der Sie das Gerät halten. Beide Geräte erhöhen zudem beim Ausatmen den Widerstand wie bei der Lippenbremse. Beim „RC-Cornet“ wird der gleiche Effekt dadurch erreicht, dass der Luftstrom beim Atmen durch einen Schlauch in Schwingungen versetzt wird.

!

Ist zäher Schleim ein Dauerproblem, können Sie sich ein spezielles Physiotherapiegerät verordnen lassen.

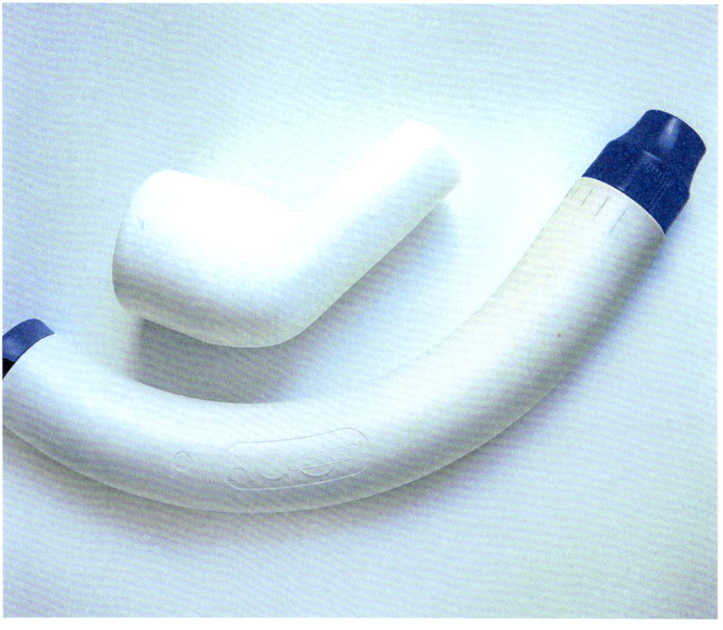

Im Handel befindliche Physiotherapiegeräte zum Schleimlösen.

Vom Raucher zum Nichtraucher

„Rauchen kann man lassen – atmen nicht", so die Deutsche Lungenstiftung. Doch was sich so einfach anhört, ist ein Projekt, bei dem man einige Hürden nehmen muss.

Selbstmanagement-Techniken lehren, dass man seine Ziele erreicht, indem man sie genau definiert, die einzelnen Etappen des Weges sorgfältig plant und dann konsequent den Plan in die Tat umsetzt. Für das Rauchen gilt jedoch – das zeigen zahlreiche Studien –: Wer lange Zeit Pläne schmiedet, verliert rasch das Ziel aus den Augen und fängt am Ende gar nicht erst an, aufzuhören. Erfolgreicher werden Sie sein, wenn Sie den einmal gefassten Entschluss sofort Realität werden lassen. Spontaneität ist beim Aufhören besser als lange Planung. Entschiedenes Anfangen ist der erste Schritt! Allerdings ist das nicht der schwierigste Teil des Unterfangens – schwieriger ist es, allen Versuchungen zum Trotz nicht rückfällig zu werden.

!

Bei der Entwöhnung ist Spontaneität besser als lange Planung.

Die passende Entwöhnungsmethode

Vielen Rauchern gelingt es, von heute auf morgen das Rauchen einzustellen und diese Abstinenz auch auf Dauer durchzuhalten. Das erfordert Willenskraft und Durchhaltevermögen. Da die Nikotinsucht eine komplexe Angelegenheit ist, bei der man nicht nur gegen die Nikotin-Entzugserscheinungen ankämpfen, sondern auch mit über Jahre eingeschliffenen Ritualen und Gewohnheiten fertig werden muss, fällt es vielen Rauchern leichter, sich auf Dauer von der Zigarette zu befreien, wenn man in der Anfangsphase Nikotin-Entzugserscheinungen verhindert. Erreichen kann man das bei Tabakabstinenz dadurch, dass man Nikotin durch ein nikotinhaltiges Hautpflaster, nikotinhaltige Kaugummis oder Nikotintabletten weiterhin zuführt. Entsprechende Präparate erhalten Sie rezeptfrei in der Apotheke. Auf diese Weise haben Sie Gelegenheit, sich erst einmal mit der psychischen Abhängigkeit auseinanderzusetzen, also mit dem über Jahre ritualisierten Griff zur Zigarette. Erst wenn das geschafft ist, wird die Nikotin-Ersatztherapie beendet, und es beginnt der zweite Schritt der Entwöhnung, der Kampf gegen die Nikotinsucht.

Es gibt auch Medikamente, die das Aufhören erleichtern sollen. Solche Entzugshilfen werden unterschiedlich beurteilt: Während die Pharmaindustrie auf eigene Studien verweist, die zu belegen scheinen, dass der medikamentös unterstützte Entzug deutlich leichter fällt und die Erfolgsraten dementsprechend höher sind, kommen Untersuchungen von unabhängigen Wissenschaftsgruppen nicht immer zu denselben positiven Ergebnissen.

Raucherentwöhnung unter Zuhilfenahme der „Nichtraucherpille" Zyban mit dem Inhaltsstoff Bupropion hat nach Angaben der Herstellerfirma Erfolgsraten von 20–30 %. Das heißt, dass 20–30 % der so Entwöhnten nach einem Jahr noch Nichtraucher sind. Neuere unabhängige Studien sind eher skeptisch und stellen diese Zahlen in Frage. Demzufolge sind bereits nach einem halben Jahr nur noch 16 % der so Behandelten rauchfrei. Ohne Unterstützung durch Zyban sind es noch einmal 7 % weniger, also 9 %. Egal also, ob man eher den Zahlen der Pharmaindustrie oder denen unabhängiger Wissenschaftler glaubt: Das Medikament scheint in gewissem Maße wirksam zu sein. Den Erfolgen des Medikaments muss man allerdings gegenüberstellen, dass 44 % der mit Zyban behandelten Raucher über Nebenwirkungen durch das Medikament klagen.

Ähnlich ist die Datenlage für die Nichtraucherpille Champix, die den Wirkstoff Vareniclin enthält. Die Zulassungsstudien ergaben Erfolgsraten von 22,1 % und 23 %, während die Erfolgsraten ohne dieses Medikament zwischen 8,4 und 10,3 % lagen. Aber auch hier gibt es kritische Stimmen, und die Therapie wird keineswegs von allen Wissenschaftlern als sinnvoll angesehen.

Wenn der Wille da ist, das Rauchen aufzugeben, es Ihnen aber trotz aller Anstrengung einfach nicht gelingen will, lassen Sie sich

!

Wenn Ihnen das Aufhören trotz aller Anstrengung nicht gelingen will, lassen Sie sich von Ihrem Arzt beraten.

am besten von Ihrem Arzt beraten, ob solche Medikamente in Ihrer individuellen Situation erfolgversprechend sind.

E-Zigaretten als Entwöhnungshilfe: gut oder schlecht?

Die Frage, ob E-Zigaretten eine Hilfe bei der Raucherentwöhnung sein können oder selbst Schäden an Lunge und Bronchien verursachen und am Ende sogar Suchtverhalten fördern, klärte 2015 ein Wissenschaftlerteam an der Universität Toronto in Kanada. Die Untersuchung zeigte, dass es Rauchern mit der E-Zigarette anfänglich leichter fiel, das Rauchen zu lassen. Nach drei und sechs Monaten waren die Rückfallquoten jedoch genauso hoch wie bei den Rauchern, die sich ohne E-Zigarette das Rauchen abgewöhnen wollten. Und frei von Nebenwirkungen – wie so häufig behauptet – waren E-Zigaretten auch nicht: Man konnte nachweisen, dass das Rauchen von E-Zigaretten zu Husten, Rachenreizungen und Kurzatmigkeit führen kann.

In der Fachwelt werden E-Zigaretten daher sehr kritisch beurteilt: Ihre Wirksamkeit bei der Unterstützung der Raucherentwöhnung dürfte allenfalls begrenzt sein. Die Auswirkungen auf Bronchien und Lunge sind noch nicht hinreichend erforscht. Alles in allem ist der Umstieg auf E-Zigaretten keine gute Methode, sich das Rauchen abzugewöhnen. Da auch die E-Zigarette Suchtverhalten fördern kann und die Sorge groß ist, dass auch Jugendliche in die Fänge der neuen Anbieter geraten, steht zu hoffen, dass der Gesetzgeber E-Zigaretten zukünftig genauso einstuft wie normale Zigaretten, so dass sie nicht mehr überall ohne Beschränkungen erworben werden können.

Dem Verlangen begegnen

Wenn Sie es geschafft haben, nicht mehr zu rauchen, muss der nächste Schritt darin bestehen, den Weg zurück so schwer wie möglich zu machen. Also weg mit allen Zigaretten aus der Wohnung! Keine heimlichen Notfall-Depots! Machen Sie für den ersten Tag

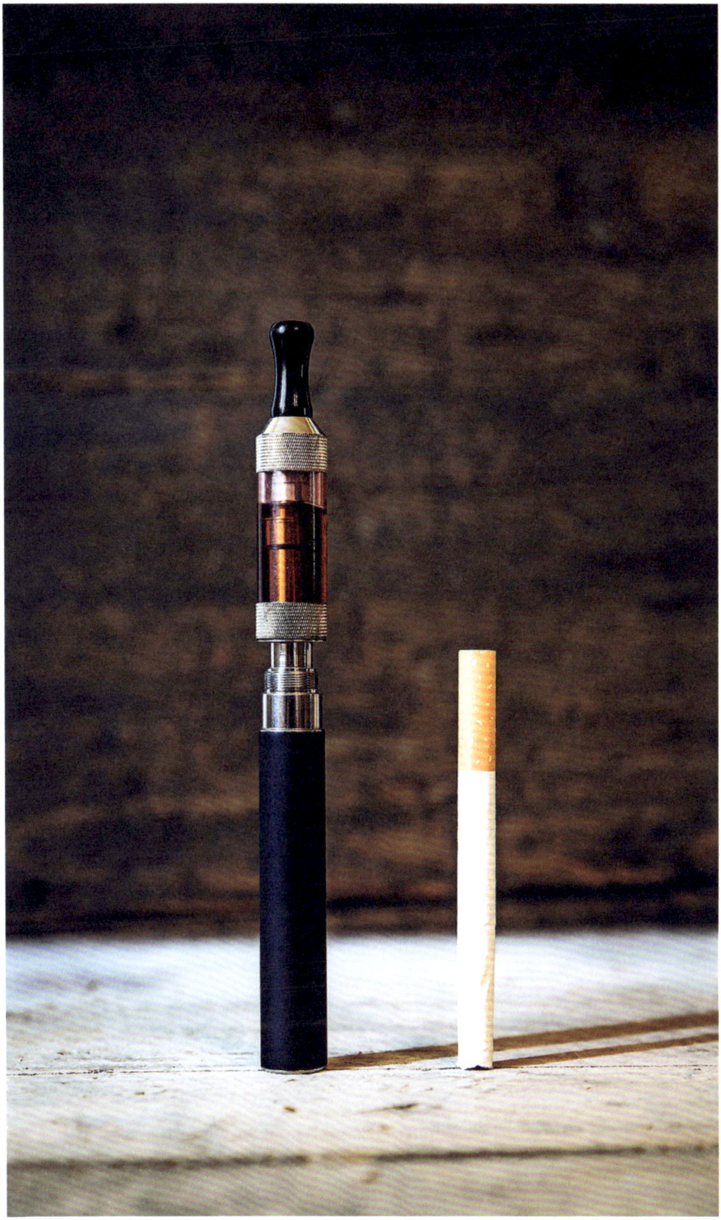

Der Umstieg auf E-Zigaretten ist *keine* gute Methode, sich das Rauchen abzugewöhnen.

!

Dass Sie einen Tag ohne Griff zur Zigarette zu Ende gebracht haben, sollten Sie am Abend stolz im Kalender vermerken.

einen Eintrag im Kalender: ab heute rauchfrei! Dass Sie einen Tag ohne Griff zur Zigarette zu Ende gebracht haben, sollten Sie am Abend immer im Kalender vermerken, denn darauf dürfen Sie ruhig stolz sein.

Wenn Sie mehr tun wollen, können Sie auch auf bewährte Entspannungsmethoden zurückgreifen: Obwohl wissenschaftlich nicht bewiesen, können Akupunktur, Hypnose, progressive Muskelentspannung, autogenes Training und Sport über die Entzugserscheinungen hinweghelfen und Sie dabei unterstützen, allen Versuchungen dauerhaft zu widerstehen.

Suchen Sie sich Verbündete

Es ist schwierig, das Rauchen aufzugeben, wenn Ehepartner oder Kinder unbeeindruckt von Ihrem Kampf gegen die Sucht vor Ihren Augen weiter schmöken. Kämpfen Sie doch gemeinsam gegen das Rauchen: mit Ihrem Ehepartner, mit Ihren Kindern, mit guten Freunden oder Bekannten. Oder schließen Sie sich einer Gruppe an! Tauschen Sie sich über Ihre Erfolge, Ihre Schwierigkeiten und über Kniffe und Tricks aus. Gemeinsam ist der Rauchstopp leichter durchzuhalten.

Kontakt zu Gleichgesinnten lässt sich über die Internetseiten www.ohnerauchen.de oder www.rauchfrei-portal.de finden. Das Deutsche Krebsforschungszentrum (www.dkfz.de) hat zur Beratung von Entwöhnungswilligen ein Rauchertelefon eingerichtet. Eine bundesweite Übersicht über Anbieter von Nichtraucher-Seminaren und Beratungsstellen haben das deutsche Krebsforschungszentrum der Helmholtz-Gesellschaft und die Bundeszentrale für gesundheitliche Aufklärung (BzgA) auf ihrer Internetseite www.rauchfrei-info.de zusammengestellt.

!

Die App „Nichtraucherhelden“ kann als elektronische Gesundheitsanwendung vom Arzt verordnet werden.

Das Portal www.nichtraucherhelden.de bietet Informationen über verschiedene Entwöhnungsmethoden und eine Raucherentwöhnungs-App, die als elektronische Gesundheitsanwendung vom Arzt verordnet werden kann.

Raucherentwöhnungsprogramme – von vielen Krankenkassen unterstützt
Vielen Rauchern fällt es leichter, von der Zigarette zu lassen, wenn sie an einem Raucherentwöhnungsprogramm teilnehmen. Etliche Krankenkassen haben erkannt, wie wichtig vorbeugende Maßnahmen für die Gesundheit sind, und unterstützen solche Programme. Es empfiehlt sich daher, mit seiner Krankenkasse Kontakt aufzunehmen und nach entsprechenden Programmen zu fragen, die in der Region angeboten werden. In diesen Kursen werden neben einer Beratung häufig individuelle Entwöhnungskonzepte für die Teilnehmer erarbeitet. Sind die ersten rauchfreien Tage geschafft, steigt die Motivation: Eine Erfolgskontrolle gehört zu jedem Raucherentwöhnungsprogramm.

Besiegen Sie den gesteigerten Appetit

Unter Rauchern war es nie ein Geheimnis, dass, wer das Rauchen aufgibt, Gewicht zunimmt. Solche Besorgnisse wurden von Nichtrauchern häufig als Ausrede abgetan. Doch spätestens seit 2012 ist wissenschaftlich erwiesen, dass die Aufgabe des Rauchens häufig mit einer Gewichtszunahme einhergeht, denn Nikotin zügelt den Appetit. Eine Arbeitsgruppe in Paris wies nach, dass Raucher, die das Rauchen erfolgreich aufgaben, nach zwölf Monaten im Durchschnitt vier bis fünf Kilogramm mehr auf die Waage brachten. Die größte Gewichtszunahme trat in den ersten drei Monaten nach Beendigung des Rauchens auf.

Wenn Sie also das Rauchen sein lassen, sollten Sie darauf achten, dass Sie für sportlichen Ausgleich sorgen und nicht ersatzweise auf Süßigkeiten verfallen. Ein guter Tipp sind Gemüsesticks oder Obst für den plötzlichen Heißhunger, ein gut aufgeräumter Kühlschrank und ein süßigkeitenfreier Haushalt. Wenn Sie wöchentliche Aufzeichnungen zu Ihrer Gewichtsentwicklung machen, die sich auf einer Haftnotiz in Reichweite der Waage befinden, haben Sie immer den Überblick!

!

Achten Sie darauf, dass Sie für sportlichen Ausgleich sorgen und nicht ersatzweise auf Süßigkeiten verfallen.

Körperliches Training

Sport gilt gemeinhin als gesundheitsfördernd, doch bei COPD ist körperliche Aktivität differenzierter zu betrachten, denn: Grundsätzlich gilt, dass man Atembeschwerden bei COPD nicht „wegtrainieren“ kann. Dieser Irrglaube ist jedoch weit verbreitet. Viele meinen, dass man nur durchhalten und weitermachen müsse, wenn unter Belastung Atembeschwerden auftreten, um auf längere Sicht durch diese Art des „Trainings“ die Atemnotschwelle nach oben hin zu verschieben. Gerade Männer haben manchmal diesen Anspruch an sich selbst.

Doch damit schadet man sich eher, als dass es nützt. Wer die Atembeschwerden nicht als Alarmsignal des Körpers begreift und sich trotz zunehmender Luftnot weiter belastet, bewirkt damit im Allgemeinen nur, dass sich die Luftnot auf ein unerträgliches Maß aufschaukelt und dann auch nur schwer medikamentös zu beherrschen ist. Wenn Sie an einer COPD leiden, müssen Sie sich darüber im Klaren sein, dass Sie bei Luftnot, die durch Belastung hervorgerufen wird, sofort eine Erholungspause einlegen müssen, bis sich die Situation wieder stabilisiert. Respektieren Sie Ihre Grenzen! Sie überschreiten zu wollen, wäre ein fataler Fehler.

> **!**
>
> Legen Sie bei Luftnot, die durch Belastung hervorgerufen wird, sofort eine Erholungspause ein!

Welche Sportart eignet sich?

Auf der anderen Seite ist dosierte körperliche Aktivität günstig und wichtig, um zu verhindern, dass die Muskulatur abgebaut wird. Das betrifft dann nämlich auch die Atemmuskulatur, und mit zunehmender muskulärer Schwäche wird auch das Atmen schwieriger. Mit anderen Worten: Suchen Sie körperliche Aktivität in dem Maße, wie Sie sie vertragen. Regelmäßige Spaziergänge, Schwimmen oder Fahrradfahren sind gute Möglichkeiten.

Wenn Sie eine Sauerstofflangzeittherapie durchführen, weil der Sauerstoffgehalt in Ihrem Blut ohne zusätzliche Zufuhr zu niedrig ist, sollten Sie körperliche Belastungen, die über das Alltagsmaß hi-

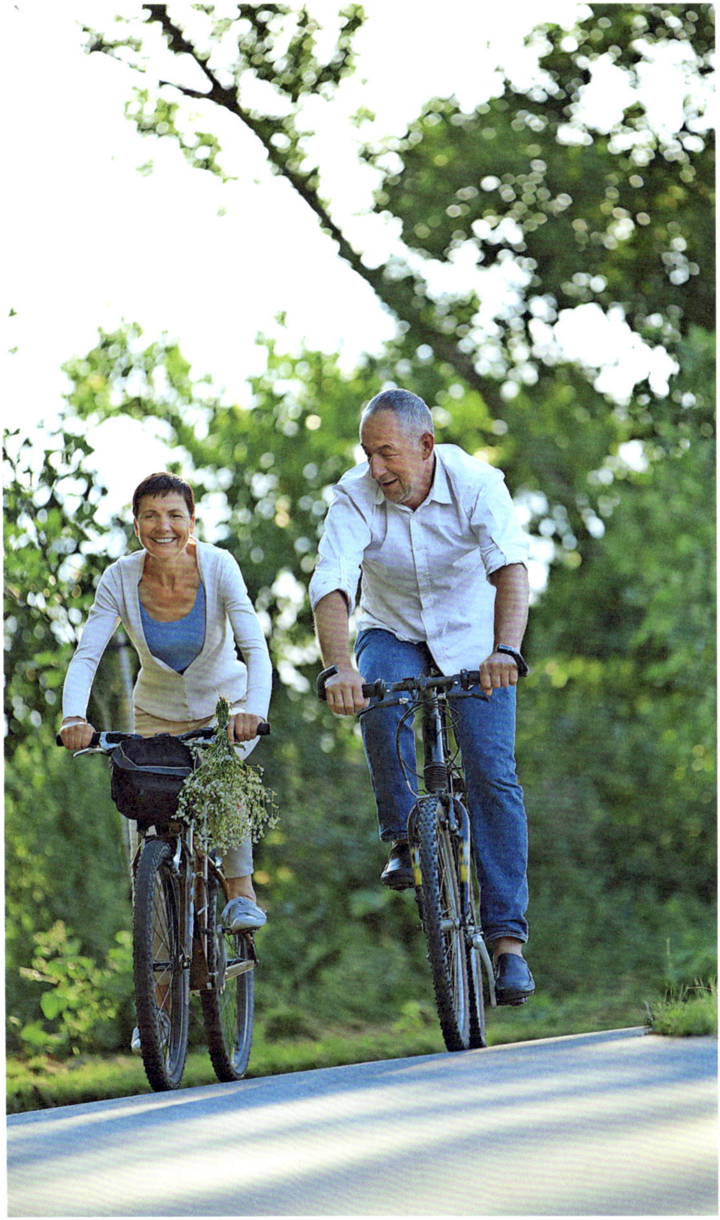

Radfahren ist eine Sportart, die Sie Ihrer Leistungsfähigkeit anpassen können.

nausgehen, grundsätzlich mit Sauerstoff in Angriff nehmen. Ohne Sauerstoffgabe geht der angestrebte Trainingseffekt verloren, mit Sauerstoffgabe wirkt sich solch ein Training jedoch positiv aus: Kraft, Ausdauer und Beweglichkeit nehmen zu.

!

Richtig dosiertes körperliches Training steigert Ihre Leistungsfähigkeit und Lebensqualität.

Und ein letzter Aspekt, der nicht unerwähnt bleiben darf, weil er so wichtig ist: Wer körperliche Aktivität sucht, hat Teilhabe am Zusammensein mit Freunden, Bekannten und am gesellschaftlichen Leben überhaupt. Das ist natürlich für die Psyche ganz wichtig: Das Zutrauen in die eigenen Fähigkeiten wächst, das Selbstbewusstsein steigt, und Sie vermeiden, in die Isolation zu geraten. Richtig dosiertes körperliches Training steigert Ihre Leistungsfähigkeit und Lebensqualität.

Gemeinsam trainiert es sich besser!

Eine große Hilfe sind Lungensportgruppen, bei denen sich COPD-Betroffene gemeinsam zu körperlichen Aktivitäten zusammenfinden. Die Übungen sind genau auf die Erkrankung zugeschnitten, und alle Teilnehmer sind zuvor ärztlich untersucht, so dass sie sich in der Gruppe gut aufgehoben fühlen können. Gleichzeitig dient das Beisammensein dem Austausch über die Erkrankung und die Therapie, und schon mancher hat auf diesem Weg gute neue Freunde gefunden. Den Kontakt zu Lungensportgruppen in der Region finden Sie am einfachsten über das Internetportal der „Arbeitsgemeinschaft Lungensport“ (www.lungensport.org) oder Sie fragen Ihren Haus- oder Lungenarzt. Lungensport wird vom Arzt verordnet; Krankenkasse oder Rentenversicherung übernehmen die Kosten.

!

Kontakt zu Lungensportgruppen finden Sie am einfachsten über das Internetportal der „Arbeitsgemeinschaft Lungensport“ (www.lungensport.org).

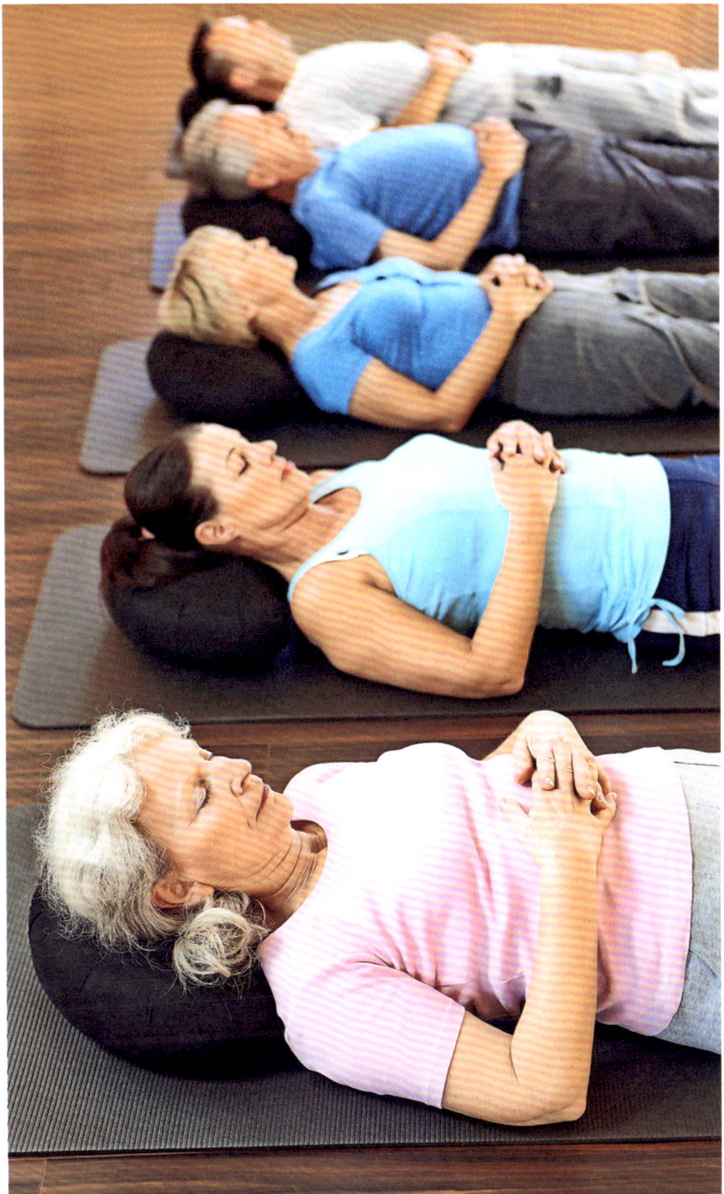

In der Lungensportgruppe lernen Sie unter anderem Entspannungstechniken.

Ernährung

Bücher über richtige und gesunde Ernährung füllen in den Buchhandlungen ganze Regale; das Thema Ernährung bewegt viele Menschen, Kranke wie Gesunde. Bei COPD sind jedoch einige grundsätzliche Überlegungen zur Ernährung wichtig. Denn bestimmte Komplikationen der Erkrankung kann man durch richtige Ernährung vermeiden oder bessern. Dabei sind drei Aspekte besonders zu beachten:

- Untergewicht
- Abnahme der Knochenmasse/Osteoporose
- Völlegefühl/überblähter Magen-Darm-Trakt

Sehen wir uns die drei Punkte genauer an.

Untergewicht vermeiden

Bei COPD im fortgeschrittenen Studium kommt es häufig zu einem Gewichtsverlust. Dieser wird über eine systemische Entzündungsreaktion erklärt. Da der Gewichtsverlust auch mit einem Verlust an Muskelmasse einhergeht, sollten Sie Untergewicht möglichst vermeiden.

!

Bei Untergewicht ist alles erlaubt, was dick macht!

Um es salopp auszudrücken: Erlaubt und erwünscht ist alles, was dick macht! Schluss also mit Mineralwasser, Süßstoff und kalorienreduzierten Speisen. Empfehlenswert sind leicht verdauliche und eiweißreiche Mahlzeiten, die man von der Kalorienzahl gern ein bisschen aufpeppen kann: Verfeinern Sie Ihre Saucen, Suppen, Aufläufe, Milchshakes oder Desserts mit Sahne, Doppelrahmfrischkäse, Crème fraîche oder vollfettem Quark. Gratin, Auflauf, Nudeln oder Risotto schmecken noch einmal so gut, wenn sie mit geriebenem Käse bestreut werden. Desserts kann man mit Honig, gehackten Nüssen oder mit Schokolade verfeinern.

Worum andere Menschen einen Bogen machen müssen, um gewichtsmäßig nicht aus den Fugen zu gehen, ist bei COPD erlaubt, wenn Sie eine Neigung zu Untergewicht haben. Es gibt viele kleine Leckereien, die wenig Sättigungsgefühl machen, aber reinste Kalorienbomben sind. Angefangen vom Sahnejoghurt über kalorienhaltige Getränke wie Säfte, Milchshakes, Limonaden, Süßigkeiten, Schokolade usw. Dazu müssen Sie nicht teure Proteinshakes oder Sportgetränke kaufen, es kommt Sie günstiger, im Supermarkt einfach Sahnejoghurts, Milchmischgetränke oder Ähnliches in den Einkaufswagen zu laden.

Knochenabbau verhindern

Die systemische Entzündungsreaktion führt oft auch dazu, dass die Knochenmasse abnimmt. Das geschieht umso schneller und in größerem Umfang, wenn zusätzlich eine Dauertherapie mit Kortisontabletten durchgeführt wird. Nimmt die Knochenmasse ab, entwickelt sich eine Osteoporose, die dazu führt, dass die Knochen brüchiger werden. Besonders gefährdet ist die Wirbelsäule. Allein unter dem eigenen Körpergewicht können Wirbelkörper bei schwerer Osteoporose in sich zusammensacken.

Um eine Knochenentkalkung zu verhindern, ist eine ausreichende Zufuhr von Vitamin D und Kalzium notwendig. Die empfohlene tägliche Zufuhr von Kalzium sollte bei 1000 mg liegen. Achten Sie darauf, ausreichend kalziumreiche Lebensmittel zu sich zu nehmen, etwa Milchprodukte und Käse, grünes Gemüse wie Fenchel, Brokkoli, Sesam und bestimmte Mineralwassersorten, deren Kalziumgehalt auf dem Etikett nachzulesen ist. Reich an Vitamin D sind Fisch und Eier.

Normalerweise wird Vitamin D unter Einwirkung des Sonnenlichts auch in der Haut gebildet. In den Sommermonaten reicht dazu täglich ein halbstündiger Aufenthalt im Freien mit kurzen Ärmeln, so dass Gesicht und Arme der Sonnenstrahlung ausgesetzt sind.

Völlegefühl und überblähter Magen-Darm-Trakt

Mit richtiger Ernährung können Sie einem dritten Problem vorbeugen: Bei schwerer Lungenüberblähung, wie sie bei fortgeschrittener COPD zu finden ist, drückt die Lunge das Zwerchfell bauchwärts. Die Beweglichkeit dieses wichtigen Atemmuskels ist daher behindert, was zur Atemnot beiträgt. Wenn dann der Bauch zusätzlich aufgebläht ist, vermindert sich der Bewegungsspielraum des Zwerchfells nochmals, was die Situation noch schlimmer macht. Bei der Ernährung sollten Sie also darauf achten, den Magen-Darm-Trakt nicht zu sehr zu belasten und nichts zu essen, was den Bauchraum aufbläht.

> !
>
> Lieber mehrere kleine über den Tag verteilte Mahlzeiten als drei große!

Daher gilt: Lieber mehrere kleine über den Tag verteilte Mahlzeiten als drei große! Blähende Lebensmittel wie Hülsenfrüchte (Erbsen, Linsen, Bohnen), Kohl, Zwiebeln, Schnittlauch und Knoblauch sollte man vermeiden. Kümmel, Anis und Fenchel wirken entblähend. Außerdem sollten Sie auf Getränke mit Kohlensäure verzichten.

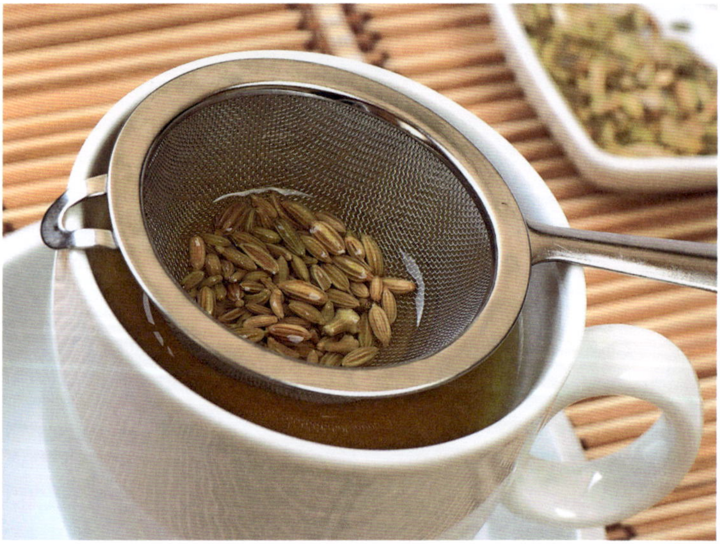

Fencheltee wirkt entblähend.

Leben mit COPD

Eine COPD lässt sich leider nicht einfach abschalten, auch wenn man sich das häufig wünschen würde. Besonders der Beruf kann zur großen Belastung werden. Aber wenn Sie die Möglichkeiten ausschöpfen, die Ihnen der Gesetzgeber hier gibt, arbeitet es sich leichter. Und nicht nur Gesunde möchten in Urlaub fahren, auch oder besonders bei COPD besteht oft der dringende Wunsch, mobil zu bleiben. Wie eine Reise auch mit COPD gelingt, erfahren Sie im Folgenden.

Beruf

Die Berufstätigkeit ist für viele Menschen ein wichtiger Bestandteil ihres Lebens, in dem sie Anerkennung und Sinn finden. Berufliche Tätigkeit bedeutet Kontakte mit Kolleginnen und Kollegen, bedeutet Austausch, schafft einen geregelten Tagesablauf und ist für das Selbstwertgefühl wichtig.

Eine COPD kann dazu führen, dass der Arbeitsalltag schwerer fällt. Aber mithilfe von Betriebsarzt und Arbeitgeber lassen sich in vielen Fällen Möglichkeiten finden, den Arbeitsplatz zu erhalten. Reizende Dämpfe, Gase und Stäube am Arbeitsplatz können die Atembeschwerden bei COPD verschlimmern. In diesem Fall sollten Sie Kontakt mit dem Betriebsarzt aufnehmen, um sich von ihm über die Möglichkeiten einer Umsetzung beraten zu lassen. Ist die Arbeitsbelastung zu groß, können Sie versuchen, mit Ihrem Arbeitgeber zu klären, ob bestimmte Arbeiten an Kollegen übertragen werden können oder Sie von einer Vollzeit- auf eine Teilzeitstelle wechseln können.

> **!**
> Um den Kündigungsschutz zu verbessern, sollte man sich rechtzeitig um Anerkennung einer Schwerbehinderung bemühen.

Schwerbehinderung

Um seinen Kündigungsschutz zu verbessern, sollte man sich rechtzeitig um Anerkennung einer Schwerbehinderung bemühen, denn Schwerbehinderte genießen im Beruf besonderen Kündigungsschutz. Es ist daher ratsam, vor einem Antrag auf betriebliche Umsetzung oder Anpassung der Arbeitsbedingungen eine Schwerbehinderung zu beantragen, damit man gegen eine Kündigung gesichert ist. Schwerbehinderte haben ein Recht auf eine behindertengerechte Beschäftigung und erhalten eine Woche zusätzlichen Urlaub.

Einen Behindertenausweis erhalten Sie beim zuständigen Versorgungsamt, wenn ein Behinderungsgrad von mindestens 50 % vorliegt. Dies trifft für viele Menschen mit fortgeschrittener COPD zu. Der Grad der Behinderung wird vom Versorgungsamt unter Würdigung aller vorliegenden Erkrankungen anhand der eingeforderten Arztbefunde nach einem Tabellenwerk festgelegt. Daher sollten Sie auf aktuelle ärztliche Befunde verweisen können und auch unbedingt andere gesundheitliche Beeinträchtigung außer der COPD angeben. Es empfiehlt sich, sich vor Antragstellung nochmals beim Lungenarzt vorzustellen, um eine Lungenfunktionsuntersuchung durchführen zu lassen und dem Antrag alle wichtigen ärztlichen Befunde beizufügen.

Wenn aufgrund von Luftnot die Gehstrecke drastisch vermindert ist, können Sie zusätzlich eine Gehbehinderung beantragen. Ist eine Gehbehinderung anerkannt, reduziert sich die Kfz-Steuer, es dürfen Behinderten-Parkplätze genutzt werden, und die Nutzung öffentlicher Nahverkehrsmittel ist kostenlos.

Erwerbsminderungsrente

Sind Sie durch Ihre COPD so in Ihrer Leistungsfähigkeit beeinträchtigt, dass Sie den normalen Arbeitsalltag nicht mehr bewältigen können, können Sie einen Antrag auf Erwerbsminderungsrente beim Rentenversicherungsträger stellen. Dazu sollten Sie Ihren Arzt um Unterstützung bitten.

Vom Rentenversicherungsträger wird dann ein Begutachtungsverfahren eingeleitet. Ist Ihre Leistungsfähigkeit so eingeschränkt, dass Sie nicht mehr als drei Stunden pro Tag arbeiten können, sind die medizinischen Voraussetzungen für eine volle Erwerbsminderungsrente erfüllt. Können Sie noch zwischen drei und sechs Stunden täglich arbeiten, sind die medizinischen Voraussetzungen für eine 50-prozentige Rente wegen teilweiser Erwerbsminderung erfüllt. Allerdings wird die Rente nur gewährt, wenn Sie mindestens fünf Jahre versichert gewesen sind und in den letzten fünf Jahren mindestens 36 Monate lang Pflichtbeiträge in die Rentenversicherung eingezahlt haben.

Der Rentenversicherungsträger ist an den Grundsatz „Reha vor Rente“ gebunden. Wenn bei der Begutachtung der Eindruck entsteht, dass die Situation des Antragstellers durch eine Rehabilitationsbehandlung verbessert werden kann, wird erst einmal versucht, durch eine Rehabilitationsbehandlung Ihre Erwerbsfähigkeit wiederherzustellen und zu erhalten.

!

Der Rentenversicherungsträger ist an den Grundsatz „Reha vor Rente“ gebunden.

Reisen

„Wenn jemand eine Reise tut, so kann er was erzählen.“ Schön, wenn man von einer Reise mit neuen Eindrücken, neuen Bekanntschaften und klüger als vorher zurückkommt. Doch bei Menschen mit COPD kann sich dieser Vers von Matthias Claudius auch so erfüllen, dass für den Betroffenen und seine Begleiter von der Reise nur ungute Erinnerungen bleiben, weil sie nicht richtig vorbereitet worden ist. Luftnot am Urlaubsort, stationäre Behandlung in einem fremden Land, Probleme mit dem Rücktransport oder der Erstattung von Arzt- und Krankenhauskosten können einen solchen Urlaub zu einem unvergesslichen Denkzettel werden lassen.

Um das zu verhindern und eine Reise zu einem schönen Erlebnis werden zu lassen, ist eine gründliche Vorbereitung nötig, in die auch der Haus- und Lungenfacharzt einbezogen werden sollten.

Fünf Punkte sind vorab zu klären:

1. Wo soll es hingehen?
2. Wie komme ich problemlos an das Reiseziel?
3. Was muss ich vorab organisieren und mitnehmen?
4. Wie stelle ich die Sauerstoffversorgung sicher?
5. Was ist beim Versicherungsschutz zu bedenken?

Sehen wir uns die Punkte im Einzelnen an.

Wo soll es hingehen?

Auto, Bus, Bahn, Schiff, Flugzeug: Mit den modernen Verkehrsmitteln liegt uns die ganze Welt zu Füßen. Gab es vor 100 Jahren noch viele Menschen, die nie über ihre Heimat hinauskamen, so gehört Reisen heute zu den Selbstverständlichkeiten des modernen Lebens. Alle Ziele scheinen erreichbar. Für manche Ziele gibt es gar keine Alternative: Da sind die Kinder oder Enkel im Ausland zu besuchen, Freundschaften wollen gepflegt sein, Einladungen zu großen familiären Ereignissen und zum Wiedersehen nach langen Jahren locken. Urlaubsziele sind dagegen relativ frei wählbar: Muss es unbedingt ein Urlaub in den Alpen sein, wenn schon das einfache Treppensteigen Schwierigkeiten bereitet? Muss es ein Flug ins Ausland sein, wenn man jede Stunde auf Sauerstoff angewiesen ist und schon ahnt, dass die Organisation eine Herkulesarbeit sein wird? Muss es eine Reise in der Gruppe sein, obwohl man mit den anderen wahrscheinlich gar nicht mithalten kann? Muss es ein Urlaub über mehrere Wochen sein, oder hat man vielleicht doch mehr von einer Wochenendtour?

!

Seien Sie ehrlich zu sich selbst: Haben Sie überhaupt die Konstitution, sich einer solchen Belastung zu unterziehen?

Eine Reise ist mit Strapazen verbunden, wenn die Belastbarkeit eingeschränkt ist. Zuallererst sollten Sie sich daher ehrlich die Frage beantworten, ob Sie überhaupt die Konstitution haben, sich einer solchen Belastung zu unterziehen. Für den Urlaub in den Bergen muss man sich fragen, ob nicht bereits die leichten Steigungen im Tal bedenkliche Anstrengungen erfordern. Ganz zu schweigen da-

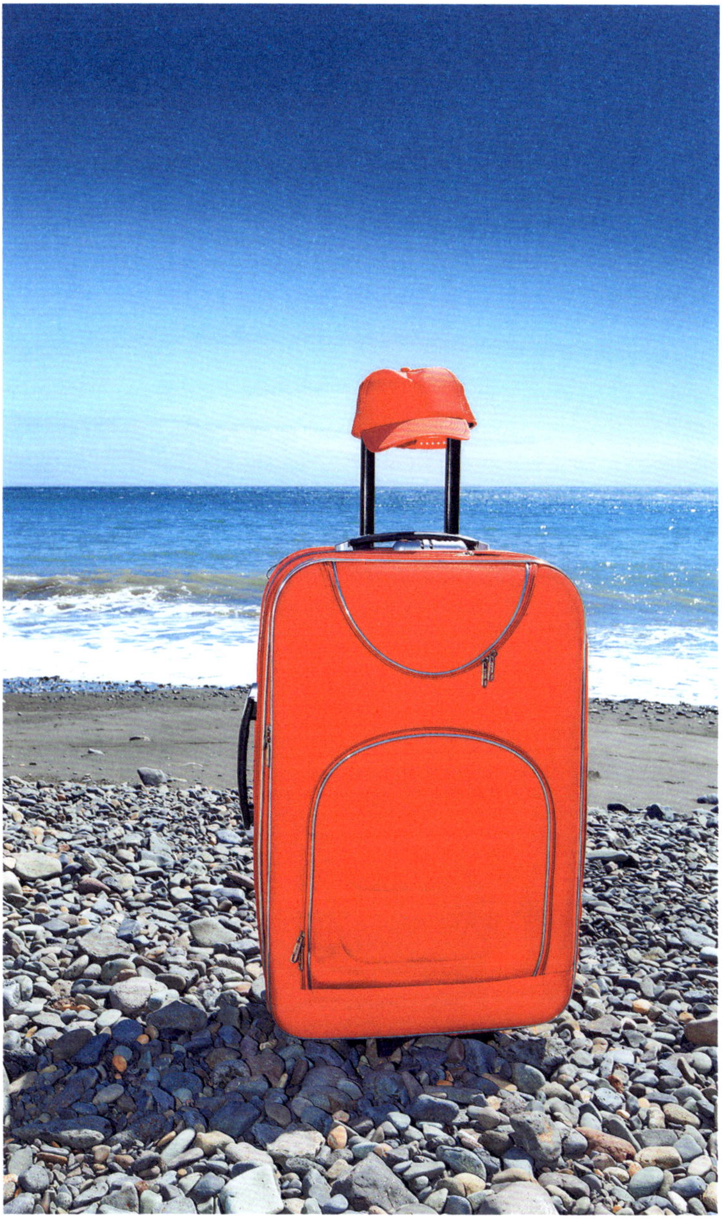

Bereiten Sie eine Urlaubsreise sorgfältig vor und sprechen Sie vorher mit Ihrem Haus- und Lungenfacharzt.

von, dass mit steigender Höhe die Atemluft dünner wird, was den Sauerstoffpartialdruck im Blut sinken lässt. Für manche Menschen mit schwerer COPD und Sauerstoffmangel können bereits Höhen ab 600 m im Mittelgebirge beschwerlich werden. Und selbst Betroffene, die bislang keinen Sauerstoff benötigen, müssen wissen, dass in Höhen ab 1000 m die „dünnere Luft“ zu Beschwerden führen kann.

Auch das Klima und geplante Aktivitäten sind bei der Planung zu bedenken: Feucht-heißes Klima wird bei COPD beispielsweise meist nicht gut vertragen. Und auch manche Aktivitäten im Urlaub sind nicht erlaubt, etwa das Tauchen mit Druckluftflaschen.

Damit der Urlaub zu einem wirklich unvergesslichen Erlebnis wird, sollten Sie sich genau überlegen, welche Reisestrapazen Sie sich zumuten können, und das Reiseziel passend auswählen.

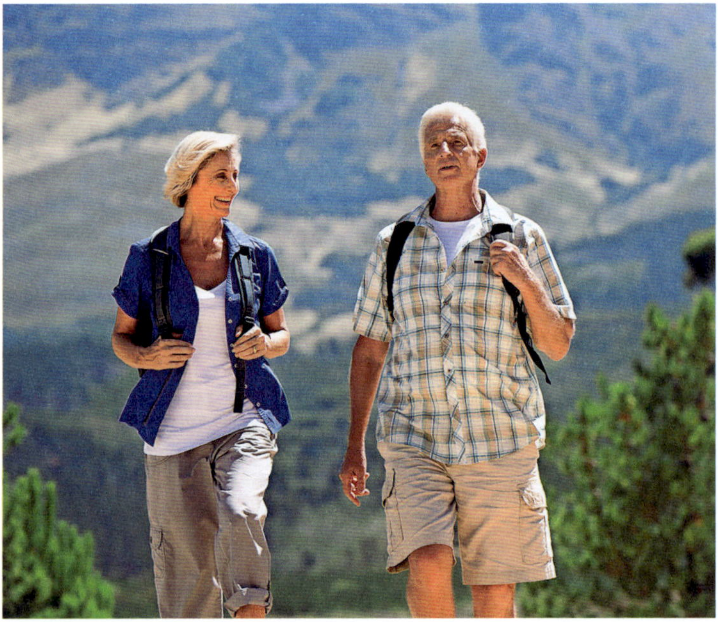

Für manche Menschen mit COPD können bereits Höhen ab 600 m beschwerlich werden.

Wie hilfreich ist eine Klimakur am Meer?

Mancher erhofft sich eine Linderung seiner Beschwerden durch einen Aufenthalt an der See. Diese Hoffnung ist nicht unbegründet: Bis zur Entwicklung wirksamer bronchialerweiternder Medikamente war die Inhalation von Sole oder der Aufenthalt in salzhaltiger Luft für viele eine Möglichkeit, die Beschwerden zu lindern. Aber man sollte vorsichtig sein: Bei schwerer COPD kann ein raues Klima die Probleme verschlimmern. Erproben Sie daher vor der Buchung eines langen Urlaubs an Nord- oder Ostsee erst einmal für ein Wochenende, ob Sie das Klima vertragen.

Das Ostseeklima ist milder als das Nordseeklima und bereitet deswegen seltener Probleme. Und auch die Jahreszeit will bedacht sein: In der kalten Jahreszeit kann das Seeklima, das im Sommer günstig wirkt, eher schaden. Und noch etwas sollte man wissen: Der Effekt von salzhaltiger Luft auf die Atmung ist um ein Vielfaches geringer als die Wirksamkeit moderner Medikamente. Setzen Sie daher keine allzu großen Hoffnungen auf einen Luftwechsel.

Wie komme ich problemlos an das Reiseziel?

Manche Reiseziele scheiden schon deshalb aus, weil Hin- und Rückreise problematisch sind. Entfernte Reiseziele werden meistens mit dem Flugzeug erreicht. Aber: In Reiseflughöhe fällt die Sauerstoffsättigung des Blutes schon beim Gesunden auf 90 %. Ein gesunder Mensch merkt das normalerweise gar nicht. Für einen COPD-Patienten, der bislang keine Sauerstofftherapie benötigt, kann das jedoch dazu führen, dass der Sauerstoffgehalt im Blut kritisch abfällt und er Sauerstoff braucht. Und jemand, der schon vor der Reise auf Sauerstoff angewiesen war, benötigt beim Flug etwa 30 % mehr Sauerstoff als zu Hause. Flugreisen können noch andere Gefahren heraufbeschwören: Da beim Starten und Landen des Flugzeugs große Druckschwankungen entstehen, können bei Personen mit Lungenemphysem und großen Emphysemblasen die

Blasen einreißen, was zu einem lebensgefährlichen Kollaps der Lunge führen kann.

!

Wer unter ausgeprägter Luftnot oder unter Sauerstoffmangel leidet, sollte am besten keine Flugreisen unternehmen.

Wer unter ausgeprägter Luftnot oder unter Sauerstoffmangel leidet, sollte nach Möglichkeit keine Flugreisen unternehmen. Aufgrund der Gefährdung, die eine Flugreise mit sich bringen kann, verlangen Fluggesellschaften von COPD-Patienten eine ärztliche Flugtauglichkeitsbestätigung, die vom behandelnden Lungenarzt ausgestellt werden muss. Sie darf bei Reiseantritt nicht älter als 14 Tage sein und muss rechtzeitig im Reisebüro bzw. bei der Fluggesellschaft eingereicht werden.

Schiffsreisen sind dagegen grundsätzlich unproblematischer. Wenn Sie auf die Versorgung mit Sauerstoff angewiesen sind, erfragen Sie vorab rechtzeitig die Vorschriften zur Mitnahme von Sauerstoff bei der Reederei. Jede Schiffslinien hat ihre eigenen Regelungen. Wichtig ist natürlich auch zu klären, ob und wie die ärztliche Versorgung an Bord sichergestellt ist.

Was muss ich vorab organisieren und mitnehmen?

Egal welche Reise Sie unternehmen: Der erste Weg sollte immer zu Ihrem Lungenarzt führen, um sich wegen des Reiseziels und der Reisemodalitäten noch einmal beraten zu lassen. Bei dieser Gelegenheit sollte die Therapie für die Reise noch einmal überprüft und optimal eingestellt werden. Außerdem müssen alle Medikamente, auch Medikamente für eine mögliche Exazerbation, in ausreichender Menge rezeptiert werden, damit Sie für alle Eventualitäten gerüstet sind. Die Notfallmedikamente gehören natürlich ins Handgepäck. Von Ihrem Arzt sollten Sie auch eine Kopie der wichtigsten Befundberichte erbitten, damit sich Ärzte bei Konsultationen während der Reise rasch über ihren Zustand ins Bild setzen können. Es ist ratsam, vom Befundbericht eine Übersetzung in die Landessprache des Urlaubsortes anfertigen zu lassen. Wenn Sie eine Flugreise planen, führt der Lungenarzt auch die Flugtauglichkeitsuntersuchung durch und stellt die Flugtauglichkeitsbescheinigung für die Fluggesellschaft aus.

Wenn Sie eine Langzeitsauerstofftherapie durchführen, benötigen Sie auch einen Sauerstoffpass mit Angaben zum Sauerstoffbedarf in Ruhe und bei Belastung, den der Arzt ausstellt, und eine Verordnung für Ersatznasenbrillen und eine Verlängerung des Sauerstoffschlauchs. Beides sollten Sie vorsichtshalber unbedingt mitnehmen.

Schon im Vorfeld muss geklärt sein, wie die medizinische Versorgung am Urlaubsort aussieht. Was mache ich, wenn es zu Problemen kommt und ich ärztliche Hilfe benötige? Gibt es vor Ort eine gute ärztliche Versorgung? Ist ein Krankenhaus vor Ort? Welcher Sauerstoffversorger, welcher Hilfsmittelversorger steht dort zur Verfügung? Wie sind sie zu erreichen? Kann ich mich mit meinen Problemen am Urlaubsort sprachlich verständlich machen? Adressen und Telefonnummern speichern Sie am besten im Adressbuch des Handys.

> !
> Schon im Vorfeld muss geklärt sein, wie die medizinische Versorgung am Urlaubsort aussieht.

Tipp: Hilfreich zur Reisevorbereitung ist das online abrufbare Informationsmaterial des Vereins COPD Deutschland e.V. (www.copd-deutschland.de) und des Lungeninformationsdienstes (www.lungeninformationsdienst.de).

Wie stelle ich die Sauerstoffversorgung sicher?

Sauerstoffpflichtigkeit und Reisen: ein schwieriges Thema. Aber die Schwierigkeiten lassen sich meistern! Am einfachsten ist die Planung, wenn man sich direkt an seinen Sauerstoffversorger wendet und sich von einem Mitarbeiter beraten lässt. Denn es sind zahlreiche Fragen zu klären, um die Sauerstoffversorgung auf der Reise und am Reiseziel sicherzustellen. Und bei der Gelegenheit können Sie auch gleich erfragen, wer der Ansprechpartner des Sauerstofflieferanten am Urlaubsort ist, und sich die Telefonnummer des 24-Stunden-Bereitschaftsdienstes am Urlaubsort geben lassen.

Sauerstofflieferanten sind nämlich in der Regel bundesweit tätig, häufig auch europa- oder sogar weltweit, oder haben im In- und Ausland feste Vertragspartner. Absprachen über Versorgung, Notfallversorgung und Kosten sollten schriftlich mit dem Sauerstofflieferanten festgehalten werden, damit man sich auf die Absprachen auch wirklich verlassen kann. Wichtig: Der Sauerstoffbedarf liegt im Flugzeug ca. 30 % höher als am Boden. Das ist bei der Planung unbedingt zu berücksichtigen!

Für die Sauerstoffversorgung auf der Reise gibt es verschiedene Möglichkeiten: Für An- und Abreise kann die Sauerstoffversorgung mit einem tragbaren Akku-Konzentrator sichergestellt werden, der über das Stromnetz des Autos oder in der Bahn oder auf dem Schiff über eine Netzsteckdose nachgeladen wird. Dazu muss man sich einen Sitzplatz mit Steckdose reservieren lassen.

Alternativ kann die Sauerstoffversorgung über Sauerstoffflaschen oder Flüssigsauerstoff erfolgen. Sauerstoffflaschen werden normalerweise mit Sparventil eingesetzt, das nur beim Einatmen Sauerstoff aus der Flasche freigibt. Dafür muss die Sauerstoffzufuhr im Allgemeinen etwas erhöht werden, und der Lungenarzt muss vor der Reise durch eine Blutgasanalyse testen, ob ausreichend Sauerstoff im Blut ankommt. Wer mit Sauerstoffflaschen reist, muss den Sauerstoffbedarf für die Reisedauer genau planen, damit die Flaschen nicht plötzlich auf halber Strecke leer sind. Sauerstoffflaschen müssen so gesichert werden, dass sie nicht umfallen oder verrutschen können. Sie dürfen nicht über längere Zeit im Fahrzeug aufbewahrt werden, selbst wenn sie leer sind.

> **!**
>
> Wer mit Sauerstoffflaschen reist, muss den Sauerstoffbedarf für die Reisedauer genau planen, damit die Flaschen nicht plötzlich leer sind.

Flüssigsauerstoff kann bei Anreise mit dem Auto in speziellen Tanks im Kofferraum mitgenommen werden. Die Tanks fassen normalerweise 20 Liter und müssen mit Spanngurten fixiert werden, damit sie nicht umfallen. Die gesetzlichen Bestimmungen erlauben die Mitnahme von bis zu 60 Litern Flüssigsauerstoff in Privatautos. Anders als Sauerstoffflaschen dürfen die Flüssigsauerstofftanks längere Zeit im Fahrzeug bleiben. Die Tanks lassen sich unterwegs nachfüllen. Lassen Sie sich von Ihrem Sauerstofflieferanten eine Adressliste der „Sauerstofftankstellen" geben.

Flugreisen

Eine Flugreise mit Sauerstoff muss gründlich geplant werden. Es reicht nicht aus, Ihren Sauerstofflieferanten zu kontaktieren; auch mit der Fluggesellschaft müssen rechtzeitig konkrete Vereinbarungen getroffen werden. Reichen Sie rechtzeitig Sauerstoffpass, Flugtauglichkeitsbescheinigung und ärztliche Therapiebestätigung bei der Fluggesellschaft oder dem Reisebüro ein. Da Flüssigsauerstoff an Bord grundsätzlich nicht erlaubt ist, muss die Sauerstoffversorgung während des Fluges durch eine Sauerstoffflasche mit Sparventil oder einen Reisesauerstoffkonzentrator sichergestellt werden.

Nicht jede Fluggesellschaft gestattet es, eigene Sauerstoffflaschen mitzunehmen. Manche Fluggesellschaften stellen Sauerstoffflaschen gegen eine Leihgebühr zur Verfügung. Für die Sauerstoffflasche muss häufig ein zweiter Sitz hinzugebucht werden, auf dem sie abgestellt werden kann. Dadurch kann der Flug erheblich teurer werden, was Sie vorher unbedingt klären sollten.

> **!**
> Für die Sauerstoffflasche muss häufig ein zweiter Sitz hinzugebucht werden, auf dem sie abgestellt werden kann.

Beim Akku-Konzentrator muss vor Reiseantritt geklärt werden, ob er ans Bordnetz angeschlossen werden darf, weil man in Flugzeugen keinen Anspruch auf Versorgung über das Bordnetz hat. Mit den Fluggesellschaften muss auch geklärt werden, ob der jeweilige Akku-Konzentrator zum Betrieb an Bord zugelassen ist. Modell und Seriennummer des Konzentrators und des Sparventils müssen daher rechtzeitig eingereicht werden. Damit wirklich nichts schiefgeht, sollte man sich von der Fluggesellschaft schriftlich bestätigen lassen, dass die ausgesuchte Sauerstoffquelle an Bord auch wirklich willkommen ist.

Um nicht in der Gepäckskontrolle hängenzubleiben, müssen Sie für jedes mitgeführte Gerät oder separate Bauteil eine Bestätigung vorlegen können, dass es sich um medizinische Gerätschaften handelt, also sowohl für den Konzentrator als auch für Sauerstoffflaschen, mitgenommene Batterien oder Akkus und Sparventile. Und selbst wenn alles gut vorbereitet ist, sollten Sie einen Zeitpuffer bei der Gepäckskontrolle einplanen, die länger dauern kann.

Am Urlaubsort wird die Sauerstofftherapie normalerweise mit einem Sauerstoffkonzentrator oder aber mit Flüssigsauerstoff durchgeführt. Wenn Sie keinen eigenen Konzentrator mitnehmen, müssen Sie mit Ihrer Sauerstofflieferfirma absprechen, dass die Sauerstoffquelle bei Ihrem Eintreffen im Urlaubsquartier bereits geliefert und betriebsbereit aufgestellt ist und zu welchen Terminen leere Tanks durch gefüllte ausgetauscht werden. Wenn Sie eigene Geräte mitnehmen, müssen alle Details bedacht werden: Für die Steckdose benötigt man gegebenenfalls einen Adapter und es muss die Netzspannung des Gerätes auf die Netzspannung des jeweiligen Landes umgestellt werden.

Besprechen Sie mit Ihrer Krankenkasse, welche Kosten für die Sauerstoffversorgung übernommen werden und welche Kosten Sie selbst tragen müssen.

Was ist beim Versicherungsschutz zu bedenken?

Gut vorbereitet sollte die Reise zu einem schönen Erlebnis werden, an das man sich gerne erinnert. Aber man hat sein Schicksal nicht allein in der Hand, und daher sollten Sie vor der Reise mit Ihrer Krankenkasse klären, welchen Schutz sie bei Auslandsreisen gewährt. Klären Sie, ob der Abschluss einer zusätzlichen Reisekrankenversicherung notwendig ist. Die gesetzlichen Krankenkassen übernehmen in der Regel am Urlaubsort nur die Kosten für die Krankheitsbehandlung, nicht jedoch für einen eventuell notwendigen Rücktransport. Daher sollte man beim Abschluss einer zusätzlichen Reise- oder Auslandskrankenversicherung auf jeden Fall den Rücktransport mitversichern und zwar für den Fall, dass er als medizinisch sinnvoll angesehen wird. Steht im Kleingedruckten,

> **!**
>
> Beim Abschluss einer zusätzlichen Reise- oder Auslandskrankenversicherung sollte man auf jeden Fall den Rücktransport mitversichern.

dass der Rückflug nur dann bezahlt wird, wenn er notwendig ist, kann es passieren, dass Sie auf den Rückreisekosten sitzenbleiben.

Der Abschluss einer Reiserücktrittsversicherung ist häufig schwierig, weil die meisten Versicherungen die Verschlechterung einer vorbestehenden chronischen Erkrankung von der Leistungspflicht ausschließen. Es gibt jedoch auch Gesellschaften, die das Rücktrittsrisiko bei chronisch kranken Personen versichern, wenn zum Zeitpunkt der Buchung Reisefähigkeit und ein stabiler Gesundheitszustand vorliegen. Beides muss durch ein ärztliches Attest bescheinigt werden. Damit es später keinen Streit gibt, muss dieser Punkt vor Vertragsabschluss genau geklärt sein. Die Reiserücktrittsversicherung sollten Sie mit einer Reiseabbruchversicherung kombinieren, weil nicht auszuschließen ist, dass es während des Urlaubs zu unvorhergesehenen gesundheitlichen Problemen kommen kann. Diese Versicherungskombination ist etwa 20 % teurer als die Reiserücktrittsversicherung allein. In die Rücktrittsversicherung kann man auch die Begleitpersonen einschließen.

REGISTER

Bibliografische Information der Deutschen Nationalbibliothek
Die Deutsche Nationalbibliothek verzeichnet diese Publikation in der deutschen Nationalbibliografie; detaillierte bibliografische Daten sind im Internet über http://dnb.ddb.de/ abrufbar.

ISBN 978-3-89993-889-0 (Print)
ISBN 978-3-8426-8761-5 (PDF)
ISBN 978-3-8426-8762-2 (EPUB)

Abbildungen:
Titelfoto: mariusFM77 – gettyimages.com
123rf.com: blueringmedia: 12; Wavebreak Media Ltd: 20; alila: 25; goodluz: 43; Kurhan: 46/47; Antonio Guillem: 106/107; stylephotographs: 123; Magdalena Kucova: 126; Michael Wick: 131; flairmicro: 132
stock.adobe.com: Phimak: 6/7; ag visuell: 17; mdennah: 29; bilderzwerg: 39; Miriam Dörr: 117; Robert Kneschke: 121
Dr. Peter Hannemann: 13, 16, 66, 67, 68, 99, 101, 110, 112, 113

4. Auflage

Die Ratgebermarke der Schlütersche Fachmedien GmbH
Hans-Böckler-Allee 7, 30173 Hannover
buchvertrieb@schluetersche.de
www.schluetersche.de
www.humboldt.de

Lektorat: Linda Strehl, München
Layout: Groothuis, Lohfert, Consorten, Hamburg
Covergestaltung: semper smile Werbeagentur GmbH, München
Satz: Die Feder · Werbeagentur GmbH, Wetzlar
Druck und Bindung: Gutenberg Beuys Feindruckerei GmbH, Langenhagen

Gedruckt mit mineralölfrei hergestellten Druckfarben und Strom aus erneuerbaren Energien. Die eingesetzten Klebe- und Bindestoffe entsprechen den derzeitigen Umweltstandards, die vom RAL Institut für Gütesicherung und Kennzeichnung geprüft wurden.